SEJA INDISPENSÁVEL NO TRABALHO

BRUCE TULGAN

SEJA INDISPENSÁVEL NO TRABALHO

Um guia para se tornar a pessoa mais valiosa da empresa

Tradução
Cristina Yamagami

Benvirá

Título original: *The art of being indispensable at work*

Direção executiva Flávia Alves Bravin
Direção editorial Ana Paula Santos Matos
Gerência editorial e de projetos Fernando Penteado
Edição Clarissa Oliveira
Produção Daniela Nogueira Secondo

Preparação Gabriela Ghetti
Tradução Cristina Yamagami
Revisão Augusto Iriarte
Diagramação Ofá Design
Capa Tiago Dela Rosa
Impressão e acabamento EGB Editora Gráfica Bernardi Ltda

Dados Internacionais de Catalogação na Publicação (CIP)
Vagner Rodolfo da Silva - CRB-8/9410

T917s Tulgan, Bruce

Seja indispensável no trabalho: um guia para se tornar a pessoa mais valiosa da empresa / Bruce Tulgan ; traduzido por Cristina Yamagami - São Paulo : Benvirá, 2021.
224 p.

Tradução de: The Art of Being Indispensable at Work: win influence, beat overcommitment and get the right things done

ISBN 978-65-5810-069-0 (Impresso)

1. Administração. 2. Carreiras. 3. Sucesso. 4. Influência. 5. Eficácia. 6. Relevância. I. Yamagami, Cristina. II. Título.

2021-2795 CDD 650.14
CDU 658.011.4

Índices para catálogo sistemático:
1. Administração : Carreiras 650.14
2. Administração : Carreiras 658.011.4

1ª edição, setembro de 2021

Av. Paulista, 901, 3º andar
Bela Vista - São Paulo - SP - CEP: 01311-100

SAC: sac.sets@saraivaeducacao.com.br

CÓDIGO DA OBRA 705114 CL 671000 CAE 777532

Este livro é dedicado ao meu pai, Henry Tulgan,
meu maior exemplo de pessoa indispensável.

SUMÁRIO

Nota do autor 9

1 | Não prometa mais do que consegue cumprir 13

2 | A matemática peculiar da verdadeira influência 39

3 | Lidere de onde você estiver 57

4 | Quando dizer não e como dizer sim 85

5 | Trabalhe melhor para não ter de trabalhar mais 115

6 | Termine o que você começa 141

7 | Continue melhorando no trabalho colaborativo 165

8 | A arte de ser indispensável no trabalho 189

Agradecimentos 215

Sobre o autor 221

NOTA DO AUTOR

Terminei de escrever este livro apenas algumas semanas antes do início da pandemia da Covid-19, que matou tantas pessoas. O mundo ficou aterrorizado e a pandemia causou uma disrupção radical na vida de todos. Quem poderia imaginar que estaríamos prestes a enfrentar tamanhos desafios?

Este livro foi escrito para ajudá-lo a ter sucesso no mundo de trabalho cada vez mais exigente e incerto dos dias de hoje. É um guia para lidar com prioridades em constante mudança e linhas de autoridade pouco claras. É um livro sobre como pensar e se comportar diante de tantos fatores fora do seu controle.

O mundo acabou de ficar muito mais assustador e incerto. Nunca imaginei que este livro seria o *Como fazer amigos e influenciar pessoas* da era pós-pandêmica. O livro não faz qualquer menção, pelo menos não diretamente, a praticar o distanciamento social, usar equipamentos de proteção individual, usar álcool gel nem trabalhar em home office ou fazendo videoconferências com os colegas. Além disso, ninguém tem como prever todas as muitas maneiras pelas quais essa crise de proporções históricas vai mudar nossa sociedade e nosso local de trabalho.

Uma coisa é certa. Todos nós acabamos de ver, juntos e com nossos próprios olhos, que tudo pode mudar com muita rapidez e sem qualquer aviso. Muitos locais de trabalho passaram a ser "virtuais", organogramas são refeitos praticamente de hora em hora, o contato interpessoal praticamente desapareceu e passamos a nos falar através de telas. Até as missões e as práticas mais respeitáveis e consolidadas estão sendo questionadas em suas bases.

Esse cenário todo faz com que este livro seja mais importante do que nunca.

Como assim? Eu explico. Quando tudo ao seu redor sai do controle, o que você faz? O que você *pode* fazer? Você pode controlar a si mesmo. Você não tem como fazer mais nada.

Quando a bonança se transforma em crise, quem continua sendo indispensável? Quem continuará agregando valor, aconteça o que acontecer? Quem nos conduzirá à segurança apesar das dificuldades? Quem vai assumir mais responsabilidades para dar conta do recado? Quem vai nos ajudar a nos adaptar e a sair dessa mais fortes do que nunca? Quem vai continuar dando o máximo de si, fazendo o trabalho com excelência, rapidez, no prazo e sem estourar o orçamento? Quem vai fazer tudo isso e, no processo, continuar fortalecendo, em vez de desgastar, seus relacionamentos no trabalho?

São as pessoas que eu chamo de "pessoas indispensáveis", aquelas a quem os outros recorrem sempre que precisam de ajuda. Tudo o que você encontrará neste livro se baseia no modo de pensar e de se comportar dessas pessoas, que passei décadas estudando. Tenho certeza de que você tem muito a ganhar ao seguir esses exemplos em tempos de vacas gordas e, principalmente, em tempos de vacas magras.

Você deve ter sentido que ficou muito mais difícil e complicado fazer seu trabalho. Você e seus colegas, não importa onde se posicionem no organograma, nunca precisaram tanto uns dos outros. Muitas pessoas continuarão trabalhando remotamente mesmo depois da pandemia. O estresse deve ser maior para todos no futuro e precisaremos fazer mais com menos e enfrentar obstáculos completamente novos pelo caminho.

Toda vez que alguém te procurar com algum pedido, será como um novo incêndio para apagar. Você não quer deixar ninguém na mão, especialmente neste mundo novo e ansioso. Você vai querer continuar provando que é uma pessoa indispensável.

Na era pós-pandêmica, cada aspirante a pessoa indispensável corre um grande risco de sucumbir à síndrome do excesso de comprometimento, tendendo a prometer mais do que tem condições de cumprir. Não caia nessa armadilha. Se você tentar fazer tudo por todos, vai acabar não conseguindo fazer nada por ninguém.

Agora, mais do que nunca, você vai precisar de mais estratégia e competência para gerenciar a si mesmo, todos os seus relacionamentos no trabalho e todas as demandas com o tempo e o talento que tem à disposição.

As técnicas apresentadas neste livro não foram criadas especificamente para a era pós-pandêmica, mas poderiam muito bem ter sido:

- Nunca foi tão necessário adotar uma verdadeira atitude servidora. A vantagem é que, quanto mais você servir às pessoas – buscando agregar valor em cada interação –, mais elas vão querer te ajudar.
- As pessoas terão mais chances de resolver as coisas com você ou confiar em você se for conhecido por seu alinhamento com a cadeia de comando e por tomar decisões acertadas.
- Quando você consegue fazer as coisas acontecerem muito bem e muito rápido para as pessoas, elas continuam voltando em busca de mais.

O segredo é desenvolver e manter relacionamentos fortes com as pessoas. Diante das incertezas do mundo pós-pandêmico, elas serão nossas âncoras, e os nossos relacionamentos serão uma fonte de força e segurança. Seja uma pessoa indispensável e construa uma rede de relacionamentos com outras pessoas indispensáveis com quem possa contar. Invista sistematicamente nas pessoas. Nós temos o poder de nos ajudar e, juntos, impulsionar todos a atingir novas alturas.

Bruce Tulgan, maio de 2020

I

NÃO PROMETA MAIS DO QUE CONSEGUE CUMPRIR

Imagine que você chega ao trabalho e descobre que a empresa contratou um consultor de RH supervalorizado. Esse "especialista no desempenho de funcionários" – um sujeito como eu – foi contratado para fazer uma avaliação dos talentos da empresa ou, em outras palavras, avaliar todo o pessoal da organização, incluindo você.

- Quem é indispensável no trabalho?
- Quem é claramente dispensável?
- Quem são todas as pessoas entre esses dois extremos?
- O que está impedindo as pessoas de ter sucesso em sua função?
- O que esse especialista diria sobre *você*?

Se você for como a maioria das pessoas, esta última pergunta pode levá-lo a refletir. Não porque você não faz seu trabalho bem, mas porque parece que está cada vez mais difícil e complicado fazer o que tem de ser feito.

Você nunca teve de trabalhar em colaboração com tanta gente antes e parece que esse número só está aumentando. E precisa colaborar não só com as pessoas que trabalham diretamente com você, mas também com outras espalhadas pelo organograma – acima, abaixo, na horizontal e na diagonal. Pode ser uma demanda isolada e inesperada ou a demanda pode se repetir de tempos em tempos. Algumas acabam virando corriqueiras. Algumas pessoas, você conhece só por e-mail. Outras você já viu em reuniões ou fala com elas ao telefone.

Além de seu superior imediato e colegas de equipe, seu trabalho provavelmente inclui demandas de um número aparentemente ilimitado de "clientes internos". Você recebe uma avalanche de pedidos de ajuda de colegas, sendo que pode nem conhecer muitos deles. Outras vezes, é você que precisa da ajuda deles e a situação se inverte. De repente, você é o cliente interno fazendo um pedido a alguém, sendo que muitas vezes você não tem como responsabilizar a pessoa por não atender seu pedido.

Mais cedo ou mais tarde, a situação leva você e seus colegas a dizer (ou pelo menos pensar) um (ou mais de um) dos mantras mais comuns no local de trabalho dos dias de hoje:

"Você não é o meu chefe."

"Eu não sou pago para isso."

Mas a verdade é que você e a maioria dos seus colegas quer poder se ajudar e confiar uns nos outros. Quase todo mundo quer ser aquela primeira pessoa que vem à mente dos outros quando eles precisam de ajuda, ou seja, alguém indispensável. Mas ninguém pode fazer tudo por todos sem sucumbir à síndrome do excesso de comprometimento ou, em outras palavras, sem prometer mais do que é capaz de cumprir. É difícil contar com uma pessoa que tende a prometer demais e é quase impossível para essa ser considerada indispensável.

É a ironia das ironias: a pessoa se esforça tanto para ser indispensável que acaba sendo tudo menos isso. O excesso de comprometimento impede que isso aconteça. Na tentativa de tornar-se uma pessoa indispensável, você pode cair na armadilha de tentar fazer mais do que consegue e perder de vista suas prioridades. Tarefas importantes são deixadas por fazer ou feitas de qualquer jeito. E você pode ficar se perguntando quando essa moda da colaboração no trabalho vai acabar para você poder voltar a fazer seu verdadeiro serviço.

Tenho uma notícia para você: *esse* é o seu verdadeiro serviço. Você nunca mais vai trabalhar sem ter de lidar com relacionamentos colaborativos. E as pessoas verdadeiramente indispensáveis são aquelas que conseguem fazer isso muito bem, *conquistando uma verdadeira influência, evitando comprometer-se demais e se encarregando de fazer as coisas certas acontecerem.*

Essa é a arte de ser indispensável no trabalho. Neste livro, você aprenderá como fazer isso.

Bem-vindo à revolução da colaboração

Como chegamos até aqui? Como é que o ambiente de trabalho se transformou da gestão descendente, de cima para baixo – com ordens claras vindas de uma única chefia –, no trabalho colaborativo, que se imiscui por todos os lados em nossos ofícios? Para saber a resposta, vamos voltar um pouco no tempo.

Quando fundei a RainmakerThinking, em 1993, algumas empresas começaram a me convidar para dar palestras em suas conferências, treinar seus gestores, observar suas operações, entrevistar seus líderes e conduzir grupos de foco e conversas com seus funcionários. Esse trabalho me deu a chance de fazer uma versão da mesma pergunta básica a centenas de milhares de pessoas (perdemos a conta quando chegamos ao meio milhão) que trabalhavam em organizações de todos os formatos e tamanhos. A pergunta é: "Quais são as dificuldades que você tem enfrentado para realizar seu trabalho e fazer as coisas acontecerem?".

Passei mais de um quarto de século ouvindo respostas surpreendentemente parecidas a essa questão. Parece que as dificuldades das pessoas no trabalho praticamente não mudaram de 1993 até hoje. Por exemplo, desde quando fundei a RainmakerThinking, tenho ouvido gestores reclamarem das dificuldades de gerenciar seus subordinados diretos. E tenho ouvido os subordinados diretos desses gestores reclamarem que seu chefe poderia ser um gestor melhor. E note que estamos falando de relacionamentos nos quais as linhas de autoridade são definidas com muita clareza.

Mas, já na década de 1990 e no início dos anos 2000, também escutei pessoas relatando situações nas quais a autoridade não era claramente definida, ou seja, elas precisavam atuar por meio de relações interdependentes de colaboração, que mais tarde começamos a chamar de "trabalhar cruzando as fronteiras entre silos". E hoje continua difícil conseguir o que precisa dos colegas que atuam no mesmo nível hierárquico que você, especialmente se eles já se comprometeram com uma lista de afazeres enorme, já que você não tem como responsabilizá-los por atender às suas demandas. E fazer malabarismos com as demandas dos colegas também é difícil, pelo mesmo motivo.

A diferença entre ontem e hoje é que, com os silos, era muito mais fácil e mais claro trabalhar em colaboração, nas raras ocasiões em que isso acontecia. Todo mundo sabia a quem prestar contas. Em geral, a maioria conseguia se limitar a fazer seu trabalho dentro da própria linha de subordinação organizacional – sua própria equipe, departamento ou escritório.

Mas hoje tudo mudou. Embora a maioria dos funcionários ainda seja organizada em silos, pelo menos no papel, seus relacionamentos no trabalho no dia a dia estão espalhados pelo organograma todo. Pessoas de todos os níveis atuando em todos os tipos de organizações e em todos os setores me dizem que sua maior dificuldade é colaborar com tantas pessoas em tantos relacionamentos nebulosos. A velocidade e a complexidade do trabalho requerem tantas interações com pessoas acima, abaixo, na horizontal e na diagonal que coisas que costumavam ser feitas com facilidade passaram a ser incrivelmente difíceis para a maioria dos meros mortais.

Digamos que você trabalhe com vendas em uma fabricante de equipamentos pesados. Seu trabalho vai além de convencer os clientes potenciais a fazer uma compra que faça você atingir sua meta de vendas e deixar sua chefia feliz. Você também gerencia um especialista em gestão de pedidos para garantir que a encomenda será devidamente encaminhada. E você pode ter de lidar com o pessoal do estoque para garantir que a empresa tenha o produto pronto para ser entregue e você pode ter de falar com o gerente de expedição para garantir que o produto seja incluído na próxima remessa. Feito isso, você pode querer checar se um técnico estará no local para receber a entrega e instalar o equipamento.

E isso quando dá tudo certo. Quando nem tudo dá certo – por exemplo, a empresa não tem mais produtos em estoque e, muitas semanas depois, seu cliente ainda está esperando a entrega –, você precisa falar com a produção para ver por que a empresa não está dando conta da demanda. Em seguida, você precisa falar com alguém do departamento de contas a pagar para garantir que seu cliente não seja cobrado enquanto o equipamento não for instalado. Enquanto isso, o setor de pesquisa e desenvolvimento pede para falar com você para saber como eles poderiam melhorar os produtos. O pessoal da assistência técnica quer conversar com você para saber por que está fazendo tantas promessas no pacote de garantia. A contabilidade precisa que você submeta seus relatórios de despesas a tempo. E o TI precisa instalar um programa no seu note.

Nos dias de hoje, mesmo quando tudo dá certo, o número de interações necessárias acima, abaixo, na horizontal e na diagonal – para fazer o que antes não passava de uma transação simples – tem o potencial de dar um curto-circuito no cérebro de qualquer pessoa. Se você for esse vendedor de equipamentos pesados, pode estar se perguntando como vai encontrar tempo para fazer seu trabalho: vender equipamentos.

É a pergunta que todo mundo está se fazendo. Hoje, todas as pessoas no trabalho são seus clientes. E você é cliente delas.

Acima, abaixo, na horizontal e na diagonal. Isso porque a colaboração é a mais recente revolução que está varrendo o local de trabalho. Essa revolução ganhou vários nomes, como:

- interdependência;
- cooperação lateral;
- equipes de projeto autogerenciadas;
- coordenação multifuncional;
- subordinação por linha pontilhada;
- gestão matricial.

É claro que não tem nada de revolucionário na colaboração. Ela é tão antiga quanto a civilização humana. Desde que as pessoas trabalham juntas, sempre fez sentido que os membros do mesmo grupo apoiassem e ajudassem uns aos outros. Quando as pessoas podem se beneficiar do conhecimento e da experiência umas das outras, elas tendem a encontrar soluções melhores, mais inteligentes e mais rápidas. Isso acontecia no despontar da humanidade, quando os seres humanos primitivos caçavam gazelas e bisões, e continua acontecendo até hoje.

No contexto atual, a "revolução da colaboração" é só um termo bonito para descrever a necessidade de um número cada vez maior de pessoas colaborando, com cada vez mais frequência, em todos os níveis, para ajudar umas às outras.

E, em resumo, foi isso que aconteceu. Você pode estar se perguntando por quê.

Por que isso tudo está acontecendo agora?

Alguns dizem que toda essa nova colaboração nada mais é que o bom e velho trabalho em equipe – em um escopo, uma frequência e uma intensidade muito maiores –, resultante do avanço da tecnologia, da globalização e décadas de reestruturação e reengenharia.

Em geral, é isso mesmo. Mas vamos nos aprofundar.

Para começar, temos o contexto macroeconômico. O mundo de hoje é mais interconectado, orientado pelo conhecimento e ferrenhamente competitivo. De maneiras sem precedentes na história, até as menores organizações são conectadas a redes globais de potenciais fornecedores, parceiros e clientes.

Em segundo lugar, embora seja verdade que as organizações continuem se reestruturando e aplicando a reengenharia para aumentar a velocidade e flexibilidade à medida que o trabalho ganha complexidade, o resultado é muito mais drástico do que a mera intensificação do trabalho em equipe. Camadas inteiras de gestão foram eliminadas. Hoje, os gestores têm muito mais responsabilidades, e as relações de subordinação mudam da noite para o dia. Enquanto isso, a maioria dos funcionários atua em equipes de projeto de vida breve, além de suas funções normais. Em resumo, todo mundo está tentando fazer cada vez mais, alavancando os mesmos recursos limitados que sempre tiveram.

Na explicação do cliente e querido amigo Geoffrey Crouse: "Hoje as empresas precisam ser as melhores em muitas coisas para competir e vencer". Geoff é o CEO de uma importante empresa de lasers para tratamentos estéticos, com operações espalhadas pelo mundo todo, e é o exemplo perfeito de uma pessoa indispensável no trabalho. Outro dia ele me disse que as coisas estão mudando tão rápido – as necessidades dos clientes, ameaças competitivas, regulamentações, leis comerciais – que ele precisaria alocar todo seu tempo no trabalho só para orquestrar ações coordenadas em alinhamento com a estratégia da empresa.

É por isso que, como Geoff explica, não dá para abrir mão de uma boa colaboração multifuncional: "Os gerentes de linha não podem mais se dar ao luxo de limitar-se a gerenciar só para cima e para baixo e esperar que a empresa vença a concorrência". Eles precisam saber andar na corda bamba, administrando os relacionamentos tradicionais acima e abaixo e ao mesmo tempo desenvolver o alinhamento cruzando as fronteiras entre várias funções diferentes. "O departamento de vendas precisa colaborar com as equipes de produto para levar o produto certo ao cliente", ele explica. "A produção precisa colaborar com os departamentos de controle de qualidade, atendimento ao cliente e finanças para eliminar as maiores insatisfações dos clientes."

O que isso tudo significa?

O que Geoff está descrevendo é um processo de colaboração por toda a organização, descendo o máximo possível na cadeia de comando. O objetivo é acelerar e melhorar o fluxo de informações, a tomada de decisão, o planejamento, o compartilhamento de recursos e a execução em todos os níveis da organização e reduzir o desperdício e os problemas desnecessários. Ambientes de trabalho como esses – não mais hipotéticos ou futuristas, mas bastante reais e concretos – requerem que todo mundo lide diretamente com todas as pessoas, a cada passo do caminho, mesmo sem reportar umas às outras ou, na maioria dos casos, à chefia das outras.

Pense em departamentos que fornecem serviços compartilhados por todos os outros departamentos. Pense, por exemplo, no departamento de TI. Todas as pessoas de todos os departamentos contam com o TI para resolver um problema de computador, apesar de o TI não reportar a eles. Ou pense no departamento de pessoal. Se você tiver um problema com seu salário, precisa pedir para alguém do RH checar sua folha de pagamento, apesar de ninguém do RH reportar a você ou a sua chefia. Ou pense no pessoal da manutenção. Para quem você liga se tiver um vazamento no banheiro? Ou pense nos departamentos de finanças, jurídico, expedição ou recebimento.

Hoje em dia, todos nós trabalhamos com serviços compartilhados

Não importa qual seja o seu cargo ou ambiente de trabalho – restaurante, loja, banco, escritório de contabilidade, hospital, escola, canteiro de obras ou campo de batalha –, você atua no ramo de serviços compartilhados. E o mesmo se aplica a praticamente todas as outras pessoas.

Cada vez mais, para conseguir dar conta de seu trabalho, você e todas as outras pessoas serão forçados a gerenciar diretamente um número muito maior de relacionamentos no trabalho, com uma variedade muito mais ampla de colegas atuando em uma diversidade muito maior de posições, sendo que a maioria não tem linhas claras de autoridade – acima, abaixo, na horizontal e na diagonal.

São muitas as vantagens da revolução da colaboração. Atuar no ramo dos serviços compartilhados, pensando conjuntamente para resolver problemas cabeludos, leva à criação de produtos e serviços mais elaborados e flexíveis com mais rapidez. Se colaborar é tão vantajoso assim, por que todo mundo está enlouquecendo com esse modo de trabalho?

O problema da colaboração

Por mais que os líderes de negócios queiram enfatizar todas as vantagens da revolução da colaboração, pessoas atuando em todos os níveis se frustram com os vários efeitos colaterais desse modo de trabalho.

Você é submetido a uma enxurrada cada vez maior de demandas. A sensação é que você está se afogando em demandas de clientes internos.

Você quer trabalhar bem em colaboração. Quer o poder resultante de ser uma pessoa indispensável, alguém a quem os outros sempre recorrem para pedir ajuda. E uma parte do seu ego pode depender da sua capacidade de ajudar as pessoas. É claro que você quer dizer sim. Você sabe que não pode dizer sim a tudo e a todos, mas muitas vezes sabe que também não pode dizer não.

Você pode se perguntar: se eu não topar fazer isso, quem vai fazer? A resposta pode ser "ninguém" e, nesse caso, você pode achar que não tem outra opção a não ser dizer sim. Ou a resposta pode ser "alguma outra pessoa" e, nesse caso, você pode achar que é melhor dizer sim para não correr o risco de se tornar dispensável, pelo menos para esse cliente.

O que acaba acontecendo é que você tem mais chances de dizer sim quando provavelmente deveria dizer não. Ou você diz sim sem definir expectativas realistas nem parâmetros claros sobre o que tem condições de fazer, quando e como. Você diz sim sem perguntar ao cliente as coisas que precisa saber, por exemplo, "Quando?" e "Como?", para que efetivamente consiga entregar a parte que lhe cabe. Ou você pode ser forçado a esperar que alguém faça a parte dele para que você possa fazer a sua. E você fica se perguntando qual tarefa fazer e em qual ordem. Sua chefia imediata pode, ou não, ajudar a estabelecer prioridades. Mas todas as tarefas têm de ser feitas... e o mais rápido possível.

É comum acontecer de você se ver sobrecarregado com demandas vindas de um número grande demais de clientes, internos ou externos. Fazendo malabarismos com tantas promessas, você logo começa a perder o controle. É só uma questão de tempo. Parece que você está sempre correndo o risco de deixar alguém na mão. E você não quer deixar a sua nem qualquer outra chefia na mão. Você tem mais chances de deixar na mão os colegas que atuam no mesmo nível que você, que têm menos autoridade para responsabilizá-lo.

Mesmo assim, seus colegas precisam que você faça a tarefa e precisam dela assim que possível. E, quando você deixa de fazer o que seus colegas pedem e os deixa na mão, eles são forçados a atrasar e pular etapas no trabalho deles. Eles podem passar por cima de você e reclamar diretamente com o seu chefe – ou o chefe deles reclama com o seu chefe – e você é chamado para ouvir um sermão sobre como deixou os colegas na mão. Você pode pensar: "Tudo bem, chefe. Então quem você quer que eu deixe na mão?".

Enquanto isso, você é forçado a contar cada vez mais com pessoas que não tem como responsabilizar. Ainda mais frustrante é quando você se vê na pele dos colegas. Afinal, é impossível fazer seu trabalho sem pedir a ajuda deles, pessoas que trabalham no mesmo nível que você em outras equipes, funções e departamentos. Mas, quando você é forçado a contar com eles, é fácil esquecer que estão enfrentando as mesmas pressões que você.

Eles também querem ser pessoas indispensáveis e provavelmente dizem sim quando não devem e, como você, estão atolados em demandas, tentando dar conta de prioridades conflitantes. E, quando seus colegas deixam a peteca cair e te deixam na mão, você é forçado a atrasar e pular etapas no seu trabalho. E você pode acabar decidindo passar por cima deles. O que mais você pode fazer?

Mas pense nisto: o que *eles* podem fazer? Eles também não podem fazer tudo para todos.

Tudo é o meu trabalho. Ouvi falar de uma empresa na qual as dificuldades da interdependência resultaram em um alto grau de frustração e pessimismo entre os funcionários. Diante disso, o CEO tentou consertar a situação exigindo que todos tivessem uma atitude mais positiva. Ele lançou uma campanha na empresa com o slogan "É o meu trabalho!" e mandou fazer cartazes, canecas, canetas e outras bugigangas de escritório estampadas com a frase para lembrar as pessoas. O lema acabou se transformando na piada do escritório e uma versão sarcástica começou a circular: "Tudo é o meu trabalho!".

No meu trabalho com empresas, vejo muitas pessoas que poderiam muito bem circular pelo escritório usando uma capa com os dizeres "Tudo é o meu trabalho!" estampados em letras garrafais. São os aspirantes radicais a pessoas indispensáveis, que exemplificam o que gosto de chamar de "complexo do super-herói". O super-herói quer ser otimista e empenhado, indo muito além da capacidade dos meros mortais. O super-herói quer servir e impressionar a todos e não quer decepcionar ninguém, fazendo tudo duas, três ou quatro vezes mais do que os outros. Nenhuma missão é impossível. Nenhuma carga é pesada demais. Eles acham que as leis da gravidade não se aplicam a eles.

O problema é que nem toda a positividade e empenho do mundo bastam para impedir uma pessoa de sucumbir à síndrome do excesso de comprometimento. Mesmo trabalhando até tarde da noite com um sorriso rasgado no rosto, é impossível fazer tudo por todos o tempo todo.

Enxurrada de demandas + Pouca responsabilização + Tudo é o meu trabalho = Síndrome do excesso de comprometimento. Essa síndrome surge quando todas as tarefas da sua lista de afazeres são do tipo "urgente e importante", pelo menos de acordo com as pessoas que fazem as demandas. Novas prioridades são incluídas na lista todos os dias. Todo mundo compete por recursos limitados, principalmente humanos. O seu tempo e o dos outros são muito concorridos. Nem você nem eles vão conseguir dar conta de todas as demandas. Mais cedo ou mais tarde, alguém vai deixar alguém na mão. E mesmo assim vocês continuam dizendo sim às demandas.

À medida que vocês se comprometem com um número cada vez maior de demandas, as chances de alguma coisa dar errado, para todos, começam a aumentar. Os atrasos tornam-se inevitáveis. A comunicação começa a se perder. Mal-entendidos começam a se multiplicar, e as pessoas podem perder o controle das especificações. Com cada vez mais coisas dando errado, todos são forçados a lidar com atrasos e erros, reduzindo ainda mais as chances de as pessoas conseguirem dar conta do recado.

É comum você ficar com um projeto empacado nas mãos porque algum Atrasildo não entregou uma peça crucial do quebra-cabeça. E acontece muito de o senhor Atrasildo ser *você*. Ou você está esperando para concluir uma tarefa porque o senhor Erronildo precisa refazer a parte dele. E acontece muito de o senhor Erronildo ser *você*. Como é que vocês vão conseguir o que precisam uns dos outros se parece que todos estão à mercê uns dos outros?

Vocês podem encher o saco. Vocês podem implorar. Podem intimidar, subornar, puxar o saco, manipular. Podem tentar convencer... ou pelo menos enganar. Ou podem passar por cima uns dos outros e falar diretamente com o chefe do colega. O chefe do colega pode não conseguir resolver a situação e também decidir passar por cima do outro, falando diretamente com a chefia da chefia. Ainda por cima, esse tipo de coisa acaba desgastando seus relacionamentos, e você provavelmente ouvirá: "Seria muito melhor se você tivesse conseguido resolver o problema no seu próprio nível, sem passar por cima de ninguém". Poderia até ser... se esses relacionamentos já não estivessem irremediavelmente degradados.

No fim, as pessoas acabam sentindo-se encurraladas. Quando você se atola nas prioridades urgentes e importantes dos outros e não consegue o que precisa deles, parece que ninguém está no controle desses relacionamentos interdependentes. Nessa situação, não demora muito para cada interação soar como uma batalha. Parece que os outros são seus inimigos. Em vez de acolher a colaboração com seus colegas interdependentes, vocês começam a sentir-se encurralados.

Vocês ainda são forçados a contar com os colegas, mas parece que tudo fica difícil e que estão sempre assediando uns aos outros para conseguir o que querem. Vocês já partem do pressuposto de que alguém vai deixá-los na mão e passam a exigir cada vez mais. Vocês passam menos tempo explicando e mais tempo insistindo, reclamando e culpando. Vocês começam a ver cada nova demanda como um ataque do qual precisam se defender. Vocês ficam cada vez mais na defensiva. Vocês passam a dedicar mais tempo e energia para esconder, questionar e resistir do que para entender as motivações e as necessidades dos outros. Vocês começam a se ressentir uns dos outros. Em pouco tempo, parece que a única resposta é dizer não. Vocês se pegam pensando (ou até dizendo): "Eu não sou pago para isso! Você não é o meu chefe!".

Essa forma de pensar, conhecida como "mentalidade de cerco", é basicamente uma reação ao sentimento de não ter controle da situação. O paradoxo é que, se você tenta ter mais controle adotando e expressando a mentalidade de cerco, você perde ainda mais o controle. Você diz não a tudo, mas não pelos motivos certos. Você diz não pensando na sua carga de trabalho e com base na mentalidade de cerco, não na oportunidade ou na pessoa.

O problema é que você não vai poder deixar de colaborar só porque decidiu cavar um buraco no chão para se esconder. Você ainda vai depender de pessoas que não tem como responsabilizar. Você ainda vai trabalhar sob uma enxurrada de demandas. Se tentar se esconder, as pessoas vão começar a achar que você não dá conta da carga de trabalho, tem um problema de atitude, ou os dois.

Quando resiste, você abre mão de qualquer controle que ainda pode ter e reduz sua capacidade de obter mais controle. Quando resiste, as pessoas não vão querer trabalhar com você, entregar-lhe os melhores projetos, fazer concessões, dar-lhe o benefício da dúvida, esperar o melhor ou até dar duro por você. Elas só vão topar trabalhar com você se não tiverem outra opção.

Ao resistir a tudo e a todos, você abre mão de escolher oportunidades e relacionamentos. Você perde boas oportunidades e cultiva ressentimentos pelo caminho. E vai continuar tendo de lidar com um número cada vez maior de tarefas e pessoas. Só que vai ter cada vez menos poder de escolha. Quanto mais você resistir, mais a colaboração vai se tornar um peso (reduzindo o número de opções) que te puxa para baixo. A mentalidade de cerco é como lutar com a pessoa que chega para salvá-lo quando você está se afogando.

Sobrecarregadas por sucumbir à síndrome do excesso de comprometimento e incapazes de livrar-se da mentalidade de cerco, algumas pessoas ficam esgotadas, culpam a organização e pedem demissão. São grandes as chances de, no próximo emprego, elas acabarem na mesma situação.

Outras ficam esgotadas, culpam a organização e continuam no emprego mesmo assim, eternamente presas à mentalidade de cerco. Se, de alguma forma, elas conseguirem manter o emprego, entram no clube do pessoal com problema de atitude, as pessoas dispensáveis que devem ser evitadas a todo custo.

Por sorte, a maioria das pessoas se recupera da mentalidade de cerco mais cedo ou mais tarde. De alguma forma, elas retomam o controle de seu tempo. Ou, depois de umas boas férias, voltam descansadas e dispostas a participar do jogo. Seja qual for o caso, elas se dão conta de que não vão conseguir se tornar pessoas indispensáveis se sempre disserem não. E aí elas voltam a dizer sim para tudo.

O problema é que é difícil evitar ser arrastado de volta ao mesmo ciclo no qual ninguém tem como sair ganhando. O "sim, sim, sim" arrasta de volta à síndrome do excesso de comprometimento, que arrasta de volta à mentalidade de cerco, que arrasta de volta ao "não, não, não". É inevitável.

Quero sair deste ciclo perde-perde

Para a maioria das pessoas, todas essas relações de trabalho a mais com todas essas pessoas a mais – para cima, para baixo, na horizontal e na diagonal – significam muito trabalho a mais. Parece que todo mundo precisa de alguma coisa de alguém, o tempo todo.

Esses relacionamentos são ainda mais difíceis porque as linhas de autoridade geralmente não são claras. É comum você e seus colaboradores não reportarem uns aos outros (nem à mesma pessoa) na cadeia de comando, o que deixa muito espaço para mal-entendidos, erros e oportunidades perdidas.

A situação é extremamente complexa, mas o problema para você é simples. Como você e seus colegas interdependentes podem conseguir o que precisam uns dos outros se ninguém tem autoridade para fazer isso acontecer? Você pode achar que a resposta é: "Se eu não tenho autoridade, só preciso usar da minha influência".

O problema da influência

"Influência". À primeira vista, essa palavra denota uma força enorme, uma fonte de poder sólida e resistente. Acredita-se que, na ausência de uma autoridade claramente designada, a melhor maneira de fazer as coisas acontecerem é usar de sua influência pessoal, principalmente se você quiser que a situação se desenrole do seu jeito. Na verdade, a influência pode ter ainda mais poder do que a autoridade, sendo muito mais do que uma alternativa de segunda categoria, como muita gente parece acreditar.

Só que a verdadeira influência é diferente da falsa influência. É imprescindível saber a diferença para ter sucesso no trabalho contemporâneo, em que as linhas de autoridade muitas vezes não são claras.

Vamos começar comparando autoridade e influência.

A autoridade é o poder oficial, ou seja, o poder da posição na hierarquia da organização, com seus deveres e responsabilidades. A autoridade lhe dá o poder de tomar decisões e exercer seu controle sobre recompensas e punições para garantir que suas decisões sejam executadas. Se você tiver autoridade, as pessoas fazem as coisas para você porque são obrigadas a obedecer, o que faz da autoridade um expediente de uso intensivo de recursos, pois requer monitoramento e policiamento.

A influência, por outro lado, é imbuída de menos poder convencional do que a autoridade. Ela não requer posição superior na hierarquia e não implica regras nem controle sobre recompensas e punições. No entanto, é imbuída de um poder não oficial que pode ser tão eficaz quanto a variedade oficial, ou até mais. A influência é o poder que os outros dão a você porque querem que você tenha esse poder. É uma função que provém do que as pessoas pensam de você e de como elas se sentem em relação a você.

Se você tiver uma *verdadeira* influência, as pessoas farão coisas por você porque querem. A verdadeira influência não custa nada porque não envolve punições nem recompensas. Além disso, as pessoas tendem a trabalhar com mais eficácia, mais rapidez e uma atitude mais positiva porque querem fazer o trabalho, não porque são obrigadas ou querem alguma coisa em troca.

Mas é importante manter duas coisas em mente. Primeiro, mesmo tendo toda a influência do mundo, você nunca pode ignorar a autoridade. *Alguém* está sempre no comando, mesmo em organizações altamente matriciais. Em algum lugar, alguém está tomando decisões. Não importa onde você se posiciona na cadeia de comando, é melhor ter certeza (passo 1) de estar alinhado com sua chefia e a liderança da organização. Você não pode deixar de saber o que precisa ser feito. Você não pode deixar de saber com clareza quais são as decisões que as lideranças estão tomando e quais são as prioridades, as diretrizes, as melhores práticas e a orientação da organização. Se você tiver subordinados diretos, não deixe de garantir que eles estejam alinhados com você, sua chefia e a liderança da organização (passo 2). *Antes de lidar com seus colegas na horizontal e na diagonal, você precisa estabelecer bases firmes na vertical, ou seja, para cima e para baixo na cadeia de comando.*

A segunda coisa que você precisa manter em mente é que tentar impor sua influência é uma tática problemática se você quiser alavancar a verdadeira influência ou, em outras palavras, o tipo de influência (e, portanto, o poder) que você tem porque as pessoas querem que você tenha. Para impor sua influência a fim de conseguir que os colegas façam o que você quer, você pode, por exemplo, cair no erro de tentar:

- subornar os colegas ou tentar estabelecer um esquema de troca de favores;
- ameaçar nunca mais ajudá-los;
- ficar no pé deles, intimidá-los e/ou manipulá-los;
- puxar o saco ou usar de outros meios parecidos para conquistar o apoio deles;
- acusar, culpar, reclamar ou puxar o tapete deles de alguma outra forma;
- passar por cima deles e falar diretamente com um superior deles.

O problema dessas táticas é que todas são semelhantes ao "tráfico de influência", ou seja, pressionar as pessoas de algum jeito para induzi-las ou obrigá-las a fazer o que você quer. Todas essas estratégias são péssimos substitutos da autoridade e não passam de tentativas de usar de recompensas e punições sem ter um poder hierárquico oficial. Você pode até conseguir o que quer por um tempo. (E sempre há vigaristas, ladrões e criminosos violentos que dão um jeito de usar repetidamente esse tipo de pressão.) Mas nenhuma dessas táticas levará as pessoas a querer fazer alguma coisa para você. O mais provável é você acabar levando as pessoas a torcer contra você, desejar o seu fracasso ou se empenhar para tirar o seu poder, em vez de lhe dar mais poder.

É por isso que eu chamo essas táticas de "falsa influência". O problema é que muitas pessoas as empregam na esperança de conseguir o que precisam no vale-tudo deste nosso novo mundo de equipes autogerenciadas e interdependência. E é verdade que às vezes a falsa influência pode funcionar, mas só por um tempo.

A verdadeira influência, por outro lado, promove um poder autêntico e duradouro que o ajuda a ter sucesso, independentemente de sua autoridade oficial na organização.

A verdadeira influência da pessoa indispensável

Então, como você pode desenvolver a verdadeira influência (que cresce e fica mais forte com o tempo) em vez da falsa (que, na melhor das hipóteses, funciona só por um tempo)? Como fazer com que as pessoas *queiram* que você tenha mais poder e mais sucesso? Como fazer com que os outros queiram contribuir para o seu sucesso, usar o seu tempo com critério e trabalhar melhor para ajudá-lo?

A resposta, com base em nossas décadas de pesquisa com mais de meio milhão de pessoas atuando nas mais de quatrocentas organizações com as quais trabalhamos, é simples: *servir aos outros.* Pare de focar o que as pessoas podem fazer por você e concentre-se no que você pode fazer pelas pessoas. Aumente seu valor para as pessoas. Quanto mais valor você agregar, mais as pessoas vão querer participar do seu sucesso.

É assim que você se torna indispensável. É assim que você desenvolve a verdadeira influência que faz com que você seja uma pessoa verdadeiramente indispensável.

Estou aqui para servir

Já faz décadas que venho estudando pessoas indispensáveis. Sempre que trabalho com uma organização, pergunto a todos: "Quem são as pessoas indispensáveis para vocês?" e presto muita atenção às pessoas mais citadas.

As pessoas indispensáveis são de todo tipo, atuam em todos os níveis e são encontradas em organizações de todos os formatos e tamanhos, em todos os setores. Há tantos estilos e histórias diferentes quanto pessoas indispensáveis. Mas, quando examino os denominadores comuns, noto que o que todas essas pessoas têm em comum é que elas sabem como se tornar valiosas para os outros, sistematicamente, em praticamente todas as interações e fazem isso ao longo do tempo. Com base nisso, você pode achar que as pessoas indispensáveis devem ser aqueles especialistas técnicos com habilidades especiais para tarefas, responsabilidades e projetos importantes. É claro que as pessoas indispensáveis devem fazer bem o trabalho. Mas isso é só o básico para a pessoa indispensável, ao lado do empenho e uma boa atitude no trabalho.

Mais especificamente, nem todos os especialistas técnicos são pessoas indispensáveis. Já vi um zilhão de casos nos quais um funcionário é, de longe, o mais tecnicamente qualificado para o trabalho, mas só é requisitado quando as pessoas não têm nenhuma outra escolha. Esses funcionários podem ter um problema de atitude e não ser muito bons nas relações interpessoais. Ou simplesmente não fazem o que precisa ser feito.

Os especialistas técnicos podem gostar tanto de ostentar o que sabem que chegam a ser irritantes. Eles podem estar tão convencidos de que são mais qualificados do que os colegas que passam muito tempo acusando e reclamando de tudo o que consideram errado na empresa, sua gestão, seus processos e seu pessoal. Assim, quando não conseguem entregar o trabalho, eles acham que sempre podem dizer que a culpa é de alguma outra pessoa.

Ninguém quer trabalhar com esse tipo de gente. A maioria das pessoas prefere procurar um colega que pode não ter tanto conhecimento técnico, mas que se dispõe a assumir a responsabilidade por superar os obstáculos e fazer as coisas acontecerem, que são duas qualidades importantes das pessoas indispensáveis. Mas isso não significa que elas sejam como rolos compressores que não aceitam um não como resposta. Ou verdadeiros mestres da política de escritório, que usam de adulação ou da troca de favores para fazer as coisas acontecerem. Ou espertinhos que estão sempre em busca de maneiras de driblar ou contornar a cadeia de comando ou dar algum "jeitinho" para conseguir o que querem. É bem verdade que a tenacidade e a criatividade são importantes, mas a maioria das pessoas prefere manter distância dos rolos compressores e dos políticos da empresa e poucas querem correr o risco de se envolver em problemas desnecessários.

A maioria das pessoas prefere recorrer a colegas que sabem trabalhar com uma postura profissional e metódica, seguindo as regras e alinhados com a cadeia de comando. As coisas tendem a ter um resultado muito melhor.

Certo. Então, até agora, vimos que as pessoas indispensáveis:

- tornam-se extremamente valiosas para os outros;
- realizam seu trabalho com excelência;
- têm sempre uma atitude positiva e são muito empenhadas no trabalho;
- assumem a responsabilidade e fazem as coisas acontecerem;
- são criativas e determinadas, mas seguem as regras e cumprem as ordens;

- fazem todas as coisas acima repetidamente, em praticamente todas as interações, ao longo do tempo.

Às vezes, quando chego a este ponto nos meus seminários, os participantes comentam: "Bom, mas isso é básico". De fato, muito do que faz com que as pessoas sejam indispensáveis é uma abordagem de volta ao básico. Neste ponto, outros participantes do seminário podem começar a reclamar: "Você está parecendo o meu chefe falando. Ele diz que a gente precisa aguentar firme, dar mais duro no trabalho e trabalhar melhor... e fazer tudo isso com um grande sorriso no rosto".

Os chefes que dizem isso não estão errados. Os padrões estão sempre sendo elevados no mundo do trabalho, a concorrência é acirrada e, se você quiser ficar à frente, não pode se dar ao luxo de parar de melhorar.

E é neste ponto que alguns participantes do seminário começam com uma saraivada de objeções: "O que você está sugerindo é impossível. Todos esses relacionamentos a mais e todo o trabalho a mais. Trabalhar o dobro, com o triplo de tarefas, sem tirar férias, sem dormir. É insustentável. Tudo tem limite".

E, é claro, eles estão mil por cento certos.

O que permite que as pessoas verdadeiramente indispensáveis resistam ao teste do tempo

Por que você acha que tantos aspirantes a pessoas indispensáveis não conseguem chegar lá? Por que vemos tantas falsas estrelas, impostores e, principalmente, pessoas que só às vezes ou esporadicamente conseguem ser indispensáveis (e até aquelas que já foram indispensáveis mas não são mais)?

A resposta nos leva de volta ao começo. Porque elas querem tanto e se esforçam tanto para ser pessoas indispensáveis que não conseguem lidar com as duras realidades do mundo do trabalho:

- Atitude positiva, trabalho duro, assumir a responsabilidade e fazer o trabalho com excelência são só o mínimo.
- Você pode ter toda a criatividade e determinação do mundo, mas ainda vai precisar seguir as regras e cumprir as ordens.
- Você nunca vai conseguir fazer tudo para todos. As pessoas podem até gostar quando você promete milagres, mas, se não cumprir o que prometeu, é só disso que elas vão se lembrar.
- Você deve escolher o que não vai fazer se quiser realizar as coisas certas. Não escolher também é uma escolha e não fazer escolha alguma é quase tão ruim quanto fazer uma escolha ruim.
- Para fazer boas escolhas, você deve efetuar uma avaliação criteriosa da situação (*due diligence*) o quanto antes, a cada passo do caminho.
- Como não é possível ser excelente em tudo o que faz, você precisa montar um portfólio, um repertório de coisas pelas quais você é conhecido por sempre fazer bem e rápido.
- Você só ganha os créditos pelos resultados que entrega. E ganha muito mais créditos quando entrega no prazo e de acordo com as especificações.
- Nada é mais valioso para você do que as pessoas, mas elas também dão muito trabalho, de modo que é impossível fazer as coisas acontecerem sem saber gerenciar os relacionamentos.

Nos nossos seminários de treinamento, quando eu começo a entrar nessas duras realidades, os participantes começam a concordar com a cabeça e realmente ouvir o que tenho a dizer. Quando insisto que não possuo uma fórmula mágica nem uma solução 100% eficaz, mas tenho muitas soluções parciais que são muito difíceis de pôr em prática, é que eles percebem que posso ter alguma coisa concreta para oferecer.

O manual das pessoas indispensáveis

Tudo o que faço nos meus seminários é ensinar aspirantes a pessoas indispensáveis a imitar o que as pessoas indispensáveis de sucesso fazem todos os dias no mundo real para: (1) conquistar a verdadeira influência; (2) vencer o excesso de comprometimento; e (3) fazer o maior número de coisas certas acontecerem do jeito certo.

Ensinei essas técnicas a milhares de pessoas, com resultados tão bons que, a essas alturas, tenho certeza de que deciframos o código: o que realmente diferencia as verdadeiras pessoas indispensáveis? Como elas pensam? O que elas fazem?

Será que existe algum manual para ser uma pessoa indispensável? Não que eu saiba... até agora. Eu precisei escrever um e eis o que ele diz:

- Entenda a *matemática peculiar da verdadeira influência* (em oposição à falsa influência) e acredite nela. A verdadeira influência é o poder que você tem quando as pessoas realmente querem fazer as coisas para você, fazer um bom uso do seu tempo e ajudá-lo a ter sucesso. A única maneira de desenvolver a verdadeira influência é acreditar, sem sombra de dúvida, na matemática peculiar que diz que, quanto mais você serve aos outros, fazendo repetidamente a coisa certa, e agregando o máximo de valor possível em cada interação, mais verdadeira influência você acumula (capítulo 2).
- Saiba o que é preciso fazer e o que é permitido fazer – *acima e abaixo na cadeia de comando* – antes de tentar resolver as coisas em seu nível. Você precisa ir na vertical antes de ir na horizontal (ou na diagonal). Assegure o alinhamento de prioridades, diretrizes, a orientação da organização e todos os próximos passos usando uma comunicação estruturada e frequente para cima, para baixo, na horizontal e na diagonal (capítulo 3).

- Saiba *quando dizer não* (e "ainda não") e como dizer sim. Lembre-se de que tudo acontece no "sim". Todo sim é uma oportunidade de agregar valor para as pessoas e aumentar sua verdadeira influência. Não desperdice seu sim. Prepare o terreno para o sucesso de cada sim com um plano concreto – uma sequência clara, com prazos definidos e controle de todas as próximas etapas (capítulo 4).
- *Trabalhe com inteligência* profissionalizando tudo o que faz, especializando-se no que faz de melhor e expandindo continuamente seu repertório de especialidades. Saiba pelo que você quer ser conhecido. Isso implica dominar as melhores práticas, soluções replicáveis e materiais de apoio (capítulo 5).
- *Termine o que você começa.* Quanto mais ocupado você for, menos pode se dar ao luxo de fazer malabarismos no trabalho. Se você vive fazendo malabarismos, é inevitável deixar a bola cair. Você precisa ser capaz de dar conta de uma longa e diversificada lista de responsabilidades e projetos, mas precisa executar uma coisa de cada vez. Mantenha uma longa lista de tarefas e uma programação. Mas divida o trabalho em partes pequenas e factíveis e encontre blocos de tempo na sua agenda para focar a execução. Você só tem como terminar uma coisa de cada vez (capítulo 6).
- *Continue melhorando no trabalho em colaboração.* Ajude as pessoas e elas também o ajudarão. Os relacionamentos são cruciais, mas não se concentre em construir relacionamentos alavancando a política do escritório ou tentando forçar a amizade com os colegas. Desenvolva seus relacionamentos com base no trabalho que vocês fazem juntos, e o trabalho fluirá melhor. Quando o trabalho fluir melhor, os relacionamentos também melhorarão. Algumas maneiras de fazer isso incluem: celebrar o sucesso com um "agradecimento supersônico"; transformar as acusações em

melhoria contínua usando *debriefings*; e planejar a próxima colaboração examinando juntos o que vem em seguida (capítulo 7).

- *Promova a arte de ser indispensável por toda a organização.* Seja uma pessoa indispensável. Encontre pessoas indispensáveis onde quer que você precise delas. Desenvolva novas pessoas indispensáveis sempre que tiver a chance. É assim que você pode criar a espiral ascendente da verdadeira influência, o poder que as pessoas concedem umas às outras porque querem que todos tenham mais sucesso (capítulo 8).

A arte de ser indispensável pode ser aplicada em organizações de todos os formatos e tamanhos; para pessoas no topo e na base da hierarquia e em qualquer posição entre esses dois extremos; no escritório ou no chão de fábrica. Ela funciona para pessoas tentando navegar na economia dos *gigs*, para líderes buscando se adaptar à revolução da colaboração ou pessoas trabalhando em uma equipe multifuncional.

Sei muito bem que nem todo mundo é apaixonado pelo trabalho nem se dispõe a fazer de tudo para deixar sua marca profissional. Essas pessoas prefeririam ser deixadas em paz, fazendo o mínimo necessário para ter direito ao salário. Se você for uma dessas, quero deixar bem claro: este livro não é para você. Meu conselho é pedir demissão e ir trabalhar em alguma outra organização, de preferência uma que não seja minha cliente.

Mas, para todas as outras pessoas, sugiro continuar lendo. Tudo começa pelo entendimento da matemática peculiar da verdadeira influência.

2

A MATEMÁTICA PECULIAR DA VERDADEIRA INFLUÊNCIA

Ao ouvir os colegas falarem dela, você pode achar que Lisa Wolf usa uma capa, tem visão de raios X e consegue voar. E a melhor resposta para a maioria das perguntas que surgem no pronto-socorro onde ela trabalha é simplesmente: "Porque a Lisa disse". A melhor pergunta é: "O que a Lisa acha?".

Quem é essa Lisa, afinal?

Lisa é uma enfermeira de pronto-socorro muito experiente, uma líder, uma acadêmica e uma professora de enfermagem que acumula vários diplomas, incluindo um doutorado em enfermagem. Ela também é diretora do instituto de pesquisa da ENA (Emergency Nurses Association ou associação de enfermagem de emergência). Ela é uma especialista técnica, mas muitos líderes de enfermagem têm este perfil. Ela é focada na missão, movida por sua paixão por cuidar dos pacientes, mas o mesmo pode ser dito de muitas outras pessoas da área da saúde. Ela é muito empenhada no trabalho. E muitas outras pessoas também são.

Afinal, o que Lisa tem de tão especial?

Lisa é um exemplo perfeito de pessoa indispensável. Ela é especial porque, para começar, ao contrário de muitos profissionais que trabalham no mundo de alto risco e complexo da medicina de emergência, que ainda por cima é submetido a uma eterna falta de pessoal, Lisa nunca sai por aí tentando fazer tudo por todos. Pelo contrário, ela é deliberada e metódica em cada interação, cada decisão e cada ação.

Pessoas indispensáveis como Lisa não são personagens do reino da imaginação. Encontro esse tipo de pessoa por toda parte no mundo real fazendo trabalhos reais. Podem ser garçons, cozinheiros e gerentes de restaurante; fazendeiros, caminhoneiros e balconistas; paisagistas e coveiros; engenheiros e operários de fábrica; mineiros e operadores de maquinário pesado; banqueiros, médicos, advogados, arquitetos e contadores; soldados, analistas de inteligência, bombeiros e policiais; jornalistas, artistas gráficos e programadores; estatísticos, vendedores e cientistas; professores, zeladores e administradores; e por aí vai.

As pessoas indispensáveis são aquelas com as quais os colegas mais contam para ajudá-los a satisfazer suas necessidades a tempo, dentro das especificações e de maneiras que melhorem seus relacionamentos no trabalho, ou pelo menos não os prejudiquem. Tudo isso constitui o que eu chamo de "verdadeira influência".

A verdadeira influência é o Santo Graal das pessoas indispensáveis

Lisa desenvolveu a verdadeira influência, o Santo Graal das pessoas indispensáveis, como uma função direta do que seus colegas pensam sobre ela e sentem por ela. "O que a Lisa faria?" é a solução para muitos problemas justamente porque as pessoas confiam nas decisões dela. Todo mundo quer trabalhar com Lisa, fazer coisas para ela e fazer um bom uso do tempo dela porque ela é excelente no trabalho que faz e sempre é uma boa experiência trabalhar com ela. Elas querem ajudá-la a conquistar ainda mais poder, porque o poder de Lisa as ajuda a ter suas necessidades atendidas.

A verdadeira influência não é um jogo de soma zero:

- Seu valor está na cabeça das pessoas, mas você também se beneficia.
- É algo intangível, mas pode ter enormes consequências no mundo real.
- Pode se acumular e crescer rapidamente, mas não perde o valor com o tempo.
- Tem um valor incrível, mas não está à venda.
- Estimula as pessoas a fazer coisas para você, mas sem envolver qualquer tipo de troca de favores.
- Gastá-la, emprestá-la e dá-la só faz seu valor crescer.
- Ela aumenta sempre que você agrega valor às pessoas.

É por isso que eu digo que a matemática é peculiar. Ao servir às pessoas e agregar valor incansavelmente, você aumenta sistematicamente seu valor na cabeça e no coração delas e, no processo, você e todas as pessoas com quem você lida saem mais ricos. Em consequência, você consegue agregar ainda mais valor às pessoas. E o céu é o limite para a espiral ascendente de benefícios.

Atue momento a momento, mas com vistas ao longo prazo

Lisa gosta de enfatizar uma lição importantíssima para todos os seus alunos de enfermagem: "Antes de fazer qualquer coisa, verifique: o paciente está respirando? A circulação do paciente está adequada? Na ausência desses dois fatores, nada mais vai importar". Essa não é só uma boa prática de emergência médica. Também é uma excelente metáfora para uma das regras mais importantes da arte de ser indispensável: tenha em vista o longo prazo ao lidar com as pessoas e conquistar a verdadeira influência, mas sem esquecer que, para atingir seus objetivos de longo prazo, você precisa fazer a coisa certa momento a momento, em uma interação após a outra.

Quando se trata de conquistar a confiança dos colegas, Lisa diz: "Você precisa pensar no longo prazo. Com o tempo, você começa a ficar conhecido não só por tomar boas decisões e por fazer as coisas acontecerem, mas também por fazer as coisas certas acontecerem e do jeito certo. Quando você diz não", ela explica, "as pessoas sabem que você não está negando um pedido só porque não está com vontade ou porque está sobrecarregado, mas porque tem bons motivos para dizer não. E, quando diz sim, as pessoas sabem que podem contar com você e que vai cumprir sua promessa".

A fórmula para fazer a coisa certa pensando no longo prazo é:

(Faça a coisa certa momento a momento) × Ao longo do tempo = Verdadeira influência

Conquistar a verdadeira influência com vistas para o futuro é uma abordagem generosa e centrada nas pessoas que tem como objetivo agregar valor em cada interação. Por sua vez, o valor que você agrega:

- Faz com que a outra pessoa se torne mais valiosa, inclusive *para você*, instantaneamente e com o tempo.
- Promove interações melhores e mais proveitosas, bem como resultados melhores no curto e no longo prazo.
- Promove a sua reputação como um verdadeiro servidor.

Se você entender a matemática da verdadeira influência – e acreditar nela –, pode acumular um valor e um poder enormes ao se dedicar a servir às pessoas, momento a momento, em cada interação.

Como seria um exemplo disso?

Seja mais parecido com a Lisa

Lisa conhece as regras, muitas vezes mais do que seus próprios chefes. Ela é implacável no que diz respeito à ética, aos procedimentos corretos e a fazer a coisa certa, mas também dá um jeito de eliminar qualquer burocracia desnecessária. Ela dá duro no trabalho, mantendo uma lista de afazeres enorme, mas não fica atolada porque executa uma tarefa concreta após a outra.

Ela é respeitada no hospital, mas seu objetivo não é ser "a mais querida" pelos colegas, subordinados e chefes. Pelo contrário, ela se concentra em melhorar continuamente os relacionamentos de trabalho entre as diversas pessoas – para cima, para baixo, na horizontal e na diagonal – que precisam trabalhar juntas para ajudar pacientes em situações de emergência.

"O que a Lisa acha" significa que ela analisou as informações disponíveis e as aplicou deliberadamente à situação em questão. Lisa não inventa as respostas. Ela chega às respostas com base em regras, evidências, procedimentos, orientação do hospital, raciocínio lógico e melhores práticas.

Lisa quer agradar, sim, mas tanto quanto quer tomar as decisões certas e executar as ações certas... e ajudar os outros a fazer o mesmo. Não importa quantas tarefas tiver para fazer, ela sempre mantém três coisas na cabeça: prioridades, sequência e execução. Ela se concentra no que é mais importante, em qual ordem e como a tarefa deve ser realizada.

As pessoas querem que Lisa tenha mais poder porque ela usa o poder que tem, a cada passo do caminho, para ajudar os outros a evitar problemas desnecessários no futuro distante ou próximo, fazer mais das coisas certas acontecerem logo e com frequência e reforçar os relacionamentos no trabalho promovendo experiências mais positivas de colaboração e resultados melhores.

Isso não significa que Lisa e as outras pessoas indispensáveis que estudei sejam santas absolutamente abnegadas e altruístas. Na verdade, elas aprenderam que a verdadeira liderança servidora

– que agrega valor às pessoas em cada interação para cima, para baixo, na horizontal e na diagonal – garante resultados muito melhores. Elas acreditam sem sombra de dúvida que sua liderança servidora ajuda no andamento do trabalho para todos, inclusive elas mesmas. Isso nem sempre significa fazer tudo o que os colegas precisam ou querem no momento, e sim tentar sempre fazer no momento o que deve melhorar o andamento de tudo para todos.

As verdadeiras pessoas indispensáveis, as que resistem ao teste do tempo, acreditam piamente na matemática peculiar da verdadeira influência, que diz que a melhor maneira de aumentar o próprio valor é servindo às pessoas. (Veja o quadro "Quatro táticas da verdadeira influência".)

Quatro táticas da verdadeira influência

1. Desenvolva a influência interpessoal e beneficie-se dela. Mantenha sempre uma atitude profissional no trabalho. Seja a pessoa que os outros não querem deixar na mão.
2. Use a influência de promessas específicas. Defina prioridades e prazos claros para resultados concretos com pontos de verificação ao longo do caminho.
3. Procure influenciar por meio da persuasão racional. Use boas razões e argumentos claros, não imposições ou emoções, para convencer as pessoas. Para isso, você precisa se basear em fatos verificáveis e uma lógica robusta.
4. Aumente sua influência sendo um facilitador do sucesso. Faça todo o possível para ajudar as pessoas a fazer a parte delas. O que você pode fazer para ajudar as pessoas a entregar o trabalho delas?

Tome cuidado com a falsa influência

A falsa influência pode vir em várias formas, desde a mais sutil até a mais descarada.

O suborno descarado

"Já perdi as contas das ofertas de suborno que recebi", disse o policial rodoviário H, em um seminário sobre ética com outros policiais. "E não estou falando só dos meliantes, se é que vocês me entendem." Ele também recebe ofertas de propina de pessoas que deveriam estar do mesmo lado que ele: ou seja, de outros policiais.

Um número surpreendente de pessoas cede ao apelo da falsa influência pelo suborno. Cynthia, uma experiente representante de vendas da indústria farmacêutica, contou: "É incrível o número de pessoas que topam fazer vista grossa. Muitas preferem os ganhos imediatos em vez de fazer a coisa certa e não ligam se os outros têm a mesma atitude".

A melhor resposta a uma tentativa de suborno, ou a qualquer outra tentativa de falsa influência, é agir com base na mentalidade da verdadeira influência: servir às pessoas fazendo a coisa certa no momento, o que acaba garantindo o bom andamento do trabalho para todos.

A sugestão do policial H é: "Recuse o suborno, mas não pare por aí. Não deixe passar. Não faça vista grossa. Pouco tempo depois que entrei na polícia, um colega tentou me subornar e eu o convenci de que ele estava cometendo um deslize ético. Ele pareceu ter ficado com vergonha e recuou imediatamente. Mas agora sei que eu não devia ter parado por aí. Eu devia tê-lo denunciado. Ele saiu do nosso departamento, mas continuou atuando nas forças policiais em outro lugar. Sempre me arrependi de não ter relatado o caso às autoridades. Nunca mais cometi esse erro. Você quer que as pessoas saibam que você é guiado por altos padrões éticos".

Será que o policial H não se preocupa com a possibilidade de sofrer alguma represália, talvez até violenta? "Eu sou um policial e sei me proteger", ele diz. "Mas você precisa cumprir seu dever e garantir que a lei seja cumprida, aconteça o que acontecer." O problema é que o custo de aceitar um suborno, ou de até rejeitá-lo mas fazer vista grossa, vai muito além de um incidente isolado. Como Cynthia explica: "Como é que você vai poder confiar numa pessoa como essa? Nós levamos a nossa reputação aonde quer que formos".

Aprendi uma regra muito simples com o famoso general do Exército dos Estados Unidos Norman Schwarzkopf: "Na dúvida, faça o que é certo". A pessoa que tem a verdadeira influência nunca abre mão da ética, mesmo quando não tem ninguém olhando. Aja como se sua reputação dependesse disso (e depende). Deixe claro que você nunca faz esse tipo de coisa. Você pode mudar a vida de alguém se conseguir convencê-lo da necessidade de repensar seu comportamento. De qualquer maneira, costuma ser melhor alertar as autoridades. Pode não ser muito agradável defender uma postura ética. Mas mantenha em mente a regra do general Schwarzkopf e não deixe de fazer isso.

Mas e se forem só alguns brownies?

Acredito que você não vai ser obrigado a lidar com um suborno descarado em seu trabalho. E, mesmo se acontecer, acho que você vai saber o que fazer. O problema é que o suborno no trabalho costuma ser tão sutil que você pode até se perguntar se é mesmo um suborno.

"Connie trazia brownies caseiros para a minha equipe", diz Andrew, um especialista em qualidade de recebimento e expedição e um grande exemplo de pessoa indispensável de um grande centro de distribuição de produtos. "Quando ela vinha com os brownies, a gente sabia que ela tinha um grande carregamento chegando. Será que era o jeito dela de pedir para deixar seus carregamentos passarem sem problemas pelas nossas inspeções? Pode ser. Mas ninguém da minha equipe faria vista grossa para problemas de qualidade. Muito menos em troca de brownies. De jeito nenhum. Ela dizia que era só um jeito de agradecer antecipadamente pelo nosso trabalho, mas, mesmo assim, a gente ficava muito sem jeito."

Se você está conduzindo todas as suas interações com vistas para o longo prazo, o que você faz? Você tem a impressão de que os brownies são um tipo de suborno, mas não quer ser indelicado. Andrew encontrou uma boa solução para o problema. "Em vez de me ofender, preferi ver os brownies como um pedido de ajuda", diz Andrew. "Connie não precisava se preocupar com a possibilidade de seu carregamento ficar detido. Decidi trabalhar com ela em todas as coisas que ela poderia fazer – além de brownies – para todos nós atingirmos nossos objetivos comuns de passar seus grandes carregamentos pelas inspeções de qualidade. Preparei para ela um checklist que coincidia com o nosso. Sempre que ela estava para receber uma grande encomenda, eu a orientava passo a passo pelo checklist. Ela acabou desenvolvendo um robusto processo próprio, e a qualidade de seus carregamentos decolou."

"Connie continuou trazendo brownies para a minha equipe, mas agora todo mundo sabe que são mesmo para agradecer pelo nosso trabalho juntos", Andrew explica. "Levamos os brownies ao refeitório e escrevemos um grande cartão com os dizeres em vermelho: 'Presente da Connie!'. Ela merece receber os créditos pela sobremesa."

Esse é um excelente exemplo de verdadeira influência. Ao atender a Connie, Andrew melhorou o trabalho para todos. Connie se tornou uma cliente muito mais eficaz da área de inspeção de qualidade e passou a receber seus carregamentos com menos atrasos e problemas.

Enquanto isso, Andrew estava desenvolvendo a verdadeira influência ao se comportar como o tipo de pessoa que os outros querem que tenha sucesso e em quem os outros querem investir.

O toma lá dá cá

Talvez a forma mais comum de falsa influência que você possa encontrar no trabalho não seja tão nociva quanto um suborno nem tão (em grande parte) inofensiva quanto os brownies: trata-se simplesmente a cooperação mútua (ou não) usada como uma forma de alavancagem. O contraponto a "Não sou pago para isso" e "Você não é o meu chefe" costuma ser "Uma mão lava a outra. Vamos fazer um acordo". Afinal, você quer ter a possibilidade de recorrer aos colegas quando precisar deles e eles querem poder recorrer a você. Assim, quando vocês pedem ajuda uns aos outros, há uma troca implícita – ou até explícita – de cooperação.

À primeira vista, qual é o problema? Afinal, o espírito de cooperação mútua é um aspecto da verdadeira influência. Mas ele se transforma em uma *falsa* influência assim que você começa a tratar a cooperação (ou não) com os colegas como uma moeda de troca: "Se você quiser que eu faça *aquilo* para você, vai ter de fazer *isso* para mim".

A verdadeira pessoa indispensável não mantém uma planilha contábil – real ou imaginária – de favores equivalentes a serem trocados para induzir os colegas a alguma coisa. Se acredita na verdadeira influência, você serve às pessoas porque essa é a coisa certa e cria o maior valor para todos, em curto e em longo prazos.

Gayle, uma pessoa indispensável que trabalha em um grande escritório de contabilidade, explica isso muito bem: "Eu já sou paga pela empresa para servir você. É o meu trabalho, não um favor, fazer o que você precisa que eu faça. É o seu trabalho, não um favor, fazer o que eu preciso que você faça". A explicação de Gayle reflete a lógica da verdadeira influência: "As pessoas podem contar comigo mesmo se eu não precisar de nada delas e mesmo se eu não dever nada a elas. Eu penso nos interesses da empresa para decidir se vou fazer o que você está pedindo. Eu me pergunto: 'Qual decisão está mais alinhada com a orientação da empresa e beneficia mais todos os envolvidos?'".

Ameaçar não ajudar

O contrário da troca de favores é a ameaça de não ajudar. "Algumas pessoas guardam rancor se você fizer alguma coisa que lhes desagrada", diz Gayle. "Elas podem sair falando mal de você pelas costas ou dificultar o andamento do trabalho da próxima vez que você precisar colaborar com elas. Elas deixam claro que não estão satisfeitas com você. Elas podem ser desagradáveis ou frias. Podem cooperar muito menos. Elas querem que você pague por discordar delas ou por não fazer o que elas queriam."

Gayle lida com essas pessoas adotando a mentalidade da verdadeira influência. "Você tem de responder à falta de cooperação delas com uma verdadeira cooperação", Gayle explica. "Se alguém estiver tentando me coagir ou me punir, eu mostro à pessoa que estou aqui para servir a ela e a todas as outras da melhor maneira possível. Não faz diferença alguma se ela quiser me ajudar ou não. Eu vou continuar fazendo o meu trabalho."

Ela explica: "Se alguém se recusa terminantemente a me ajudar, é claro que vou procurar a ajuda de outra pessoa. Mesmo se a pessoa me der um gelo, eu não vou recusar ajuda se ela precisar de mim, mas só se for o melhor para a empresa no momento. Nesse caso, posso até fazer um esforço extra, só para demonstrar uma atitude profissional".

Puxação de saco, bajulação, política de escritório e amizades no trabalho

No outro extremo, estão os colegas que usam de puxação de saco, de bajulação ou de outras maneiras de conquistar o seu apoio – todas formas de *falsa* influência. Apesar de isso ser menos desagradável do que quando a pessoa é fria ou vingativa, é algo que também demanda cuidado. Não caia nas armadilhas dos apelos à política de escritório e das tentativas de alavancagem das amizades no trabalho.

"É inevitável fazer amizades no trabalho", diz Ana, analista de uma agência de inteligência dos Estados Unidos, "mas isso às vezes dificulta, em vez de facilitar, os relacionamentos nesse ambiente. Às vezes você precisa tomar decisões que desagradam os seus 'amigos'. Já aconteceu de me dizerem: 'Poxa, achei que você fosse minha amiga'. Eu tive que dizer: 'Sinto muito, mas isso não tem nada a ver com a nossa relação'. E essas coisas vão desgastando a convivência. Teria sido melhor se não tivéssemos feito amizade".

Charles, consultor de processos de negócios, diz: "Teve um gerente de engenharia que, assim que eu entrei na empresa, começou a me dizer que estava impressionado com o meu trabalho e a insistir que eu estava me tornando seu 'consultor favorito de todos os tempos'. Percebi que ele só estava tentando me manipular, para eu achar mais difícil recomendar cortes em seu orçamento. Era tão claro!".

Ele continua: "Mas as pessoas confiam em mim para tomar essas decisões exatamente porque eu não preciso que você goste de mim e não faz diferença se eu gosto de você. Vou recomendar cortes no seu orçamento se for a coisa certa a fazer, mesmo se você for o meu melhor amigo. Se não for a coisa certa, não vou recomendar os cortes, mesmo se eu o odiar com todas as minhas forças".

Como Ana explica: "Se souberem, ou mesmo desconfiarem, que você toma decisões com base em amizades ou inimizades no trabalho, suas posições perdem todo o valor".

A política e as amizades no trabalho não devem justificar suas decisões ou ações. Elas são, na melhor das hipóteses, complicações e, na pior, podem induzir você a decisões e ações erradas. No mundo real, a melhor política corporativa – e a melhor maneira de proteger os relacionamentos pessoais com os colegas – é manter o foco no trabalho.

Passar por cima de você

"Se você quiser passar por cima de mim e falar direto com o meu chefe, por mim tudo bem", diz Alfredo, gerente de planejamento de materiais de uma empresa de mineração. "Você vai descobrir que eu e o meu chefe estamos alinhados. Se eu estiver errado, meu chefe provavelmente também está. Se eu não estiver alinhado com meu chefe, você vai estar me fazendo um favor. E, se eu e o meu chefe estivermos errados, você vai estar fazendo um favor para nós dois. Mas, na maioria das vezes, você vai constatar que tudo o que eu faço está em alinhamento com os interesses da empresa e em sintonia com o meu chefe. Então tanto faz se você falar comigo ou com o meu chefe. A resposta vai ser a mesma." Quando alguém tentar passar por cima de você, pense como Alfredo. Não fique com raiva, adote a mentalidade da verdadeira influência e aproveite a oportunidade para se alinhar melhor com sua chefia e a cadeia de comando. Pense no que você está fazendo (ou deixando de fazer) no seu trabalho com esse colega que passou por cima de você e foi falar diretamente com seu chefe. Pergunte a seu chefe exatamente como você deve agir nessa interação com o colega: o que, por que, como, quando e onde. De repente, o seu chefe pode descobrir que precisa se alinhar melhor com o próprio chefe. De qualquer maneira, veja o fato de seu colega ter passado por cima de você como uma oportunidade de servir ao seu colega, ao seu chefe e a você mesmo confirmando seu alinhamento com seu chefe ou percebendo a necessidade de realinhamento. Quanto mais pessoas perceberem que você está em sintonia com seu chefe, menos chances elas terão de passar por cima de você.

Ficar no seu pé

"Tenho que admitir que a minha primeira estratégia era ficar no pé das pessoas", lembra Henry, um cientista que trabalha em um centro de pesquisa de armas nucleares. "Eu telefonava, mandava e-mails, mensagens de texto, mais e-mails, mais mensagens de texto. Depois de tudo isso, eu ainda ia até a mesa da pessoa. E telefonava, mandava mais e-mails e mais mensagens de texto. Como eu tive muitos irmãos, cresci achando que 'quem não chora não mama'. Foi só depois que descobri que eu só estava irritando as pessoas, e meu comportamento estava longe de ter o efeito que eu queria. Quando as pessoas começaram a me evitar, passei um tempo pegando ainda mais no pé delas. Até que finalmente uma colega me puxou de lado e disse: 'Você deve estar preocupado que talvez eu não dê a atenção que o seu projeto merece. O que posso fazer para você ficar mais tranquilo?'. Repassamos todo o cronograma do projeto e agendamos uma reunião de status semanal para monitorar o progresso um do outro."

A colega que puxou Henry de lado demonstrou a mentalidade da verdadeira influência, fazendo um enorme favor a ele. Em vez de se irritar e, como alguns colegas estavam fazendo, evitar Henry, ela percebeu que ele só queria que seu projeto recebesse atenção suficiente. A colega levou as necessidades de Henry a sério, o tranquilizou e criou com ele um plano de comunicação para garantir que suas necessidades fossem atendidas. E, ainda mais importante, a colega demonstrou a Henry uma maneira muito mais profissional e eficaz de se comunicar com as pessoas e ter suas necessidades atendidas no futuro.

Henry aprendeu a lição: "Desde então, tento fazer algo parecido sempre que estou trabalhando com alguém. É muito melhor usar cronogramas e verificações de status regulares do que ficar no pé das pessoas. Serei eternamente grato pela atitude dela de me puxar de lado daquele jeito. Foi uma lição que não tem preço".

Pense em como Henry vai torcer pelo sucesso daquela colega para sempre. É assim que a verdadeira influência funciona.

Acusar, reclamar, culpar e puxar o tapete

Kamal, um exemplo de pessoa indispensável que trabalha em uma cadeia de restaurantes, admite: "Já fui aquela pessoa que vivia culpando, reclamando e acusando os colegas. Eu ficava frustrado e fazia questão de chamar a atenção nas reuniões".

Kamal se lembra de ter sido muito duro com uma colega em uma reunião. "E ela ficou lá, fazendo anotações e pedindo esclarecimentos o tempo todo", diz Kamal. "Ela não ficou na defensiva nem com raiva. Ela disse que considerava tudo o que eu estava dizendo como uma 'reclamação de um cliente' e insistiu que estava decidida a usar as informações para melhorar. Dava para ver, pelos acenos de aprovação, que ela conquistou todo mundo que estava na reunião. Depois ela veio conversar comigo em particular. E fez questão de tomar medidas corretivas com base no meu feedback."

Ele continua: "Fiquei impressionadíssimo. Depois daquilo, passamos anos trabalhando juntos e ela se tornou um exemplo para mim. Ela mudou totalmente o meu jeito de dar feedback aos colegas. Se pensar nas críticas como um serviço valioso, você as apresenta de um jeito mais construtivo. Em vez de desgastar, a mudança de abordagem pode até melhorar os relacionamentos no trabalho".

Para Kamal, o exemplo daquela colega também transformou a maneira como ele reage às críticas: "Aprendi que, quando você leva as críticas a sério e com uma atitude de gratidão, vendo-as como uma forma de serviço que pode ajudá-lo a melhorar, você transforma algo potencialmente negativo em algo verdadeiramente positivo. Além disso, as pessoas ficam com uma impressão muito boa quando você reage bem às críticas delas". (Veja o quadro "Preste atenção à sua atitude no trabalho".)

Rejeite a falsa influência e oriente-se pela mentalidade da verdadeira influência

Quando você rejeita a falsa influência e passa a se orientar pela mentalidade da verdadeira influência – sempre fazendo a coisa certa, na ordem certa e mantendo em mente que você está lá para servir –, seu comportamento passa imediatamente a melhorar as coisas. E você faz com que as pessoas realmente queiram confiar em você e realizar as coisas para você.

Você pode dizer: "Isso tudo não passa de uma grande utopia". Você pode achar que alguém pode tentar tirar vantagem dessa sua mentalidade de serviço e da sua generosidade em agregar valor e, em vez de ter mais respeito por você, as pessoas vão achar que você é um otário.

Preste atenção à sua atitude no trabalho

A atitude pode ser intangível, mas faz uma enorme diferença. Pode ser que você não consiga controlar seus sentimentos, mas com certeza tem como controlar suas palavras, volume e tom de voz, gestos e expressões.

Atitudes negativas

Todo mundo tem dias ou momentos ruins. Que tipo de atitude negativa você tem mais chances de expressar? Se você não sabe, pode apostar que alguém pode lhe dizer.

O *porco-espinho* expressa sua irritação ou descontentamento com olhares ou linguagem corporal: "Fique longe de mim!".

O *enredador* envolve todo mundo nos problemas dele. Ele quer que as pessoas percebam, deem atenção e se envolvam em seus problemas, mesmo quando esses não dizem respeito aos outros.

O *reclamador* aponta os problemas de uma situação sem propor soluções.

O *acusador*, como o reclamador, aponta os problemas de uma situação, mas acusa alguma pessoa específica por eles.

O *passivo-agressivo* faz comentários sarcásticos (ou pior), reclama em voz baixa (ou em voz alta) ou até chega a bater portas ou gritar.

Se você souber como se comporta nos seus piores momentos, terá mais condições de evitar esse comportamento e tomar medidas corretivas com mais rapidez quando isso acontecer. Substitua o comportamento negativo por um dos positivos a seguir.

Atitudes positivas

Mesmo se você estiver tendo um mau momento ou um dia ruim, saiba que isso não esgota sua fonte de atitudes positivas. É importante saber como você tende a expressar uma atitude positiva. Quando você está no seu melhor, que tipos de comportamento costuma exibir?

Você é profissional. Você é acessível e aberto e se comunica com objetividade – de maneira breve, direta e eficiente.

Você é persuasivo. Você escolhe seus argumentos com cuidado e embasa o que diz em evidências claras e não em palpites e opiniões.

Você é um solucionador de problemas. Você se concentra no que pode fazer para melhorar as coisas.

Você é otimista. Você demonstra uma confiança esperançosa de que os resultados serão positivos (se não totalmente, pelo menos em parte).

Você é generoso. Você oferece seu respeito, comprometimento, empenho, criatividade, sacrifício ou gratidão, em vez de focar apenas o que precisa ou quer.

Agora que você já sabe como se expressa no seu melhor, pode tentar alavancar seus pontos fortes deliberada e sistematicamente. Você pode até aproveitar para incluir outros comportamentos positivos ao seu repertório.

E é verdade. Sempre haverá pessoas mesquinhas, egoístas, insensíveis ou que se acham o máximo. Não se preocupe. A maioria das pessoas não age assim e as que agem normalmente se autodestroem. Enquanto isso não acontece, você ainda precisa trabalhar com elas. Pensando assim, é melhor garantir o alinhamento entre vocês, tomar boas decisões, planejar o trabalho, executar os planos, fazer acontecer, registrar os sucessos e tentar trabalhar cada vez melhor com elas.

Não é nada pessoal. É só trabalho.

RESUMO DO CAPÍTULO

- A verdadeira influência é o Santo Graal das pessoas indispensáveis.
  - Todo mundo quer trabalhar com as pessoas indispensáveis, fazer coisas para elas, fazer bom uso do tempo delas e ajudá-las a conquistar ainda mais poder.
- O que faz com que a matemática da verdadeira influência seja tão peculiar é que não se trata de um jogo de soma zero:
  - Seu valor está na cabeça das pessoas, mas você também se beneficia.
  - É algo totalmente intangível, mas pode ter enormes consequências no mundo real.
  - Pode se acumular e crescer rapidamente, mas não perde o valor com o tempo.
  - Tem um valor incrível, mas não pode ser comprada.
  - Impele as pessoas a fazer coisas para você, mas sem envolver qualquer tipo de troca de favores.
  - Gastá-la, emprestá-la e dá-la só faz seu valor crescer.
  - Ela aumenta sempre que você agrega valor para as pessoas.
- Ao servir às pessoas e agregar valor incansavelmente, você aumenta sistematicamente seu valor na cabeça e no coração delas e, no processo, você e todas as pessoas com quem colabora se enriquecem. Em consequência, você consegue agregar ainda mais valor às pessoas.

3

LIDERE DE ONDE VOCÊ ESTIVER

Para cima, para baixo, para os lados... e na diagonal

Nate é um gerente de produção de uma grande fabricante de sistemas de direção de caminhões. Para fazer seu trabalho, ele atua em colaboração com pessoas de diferentes áreas da organização, incluindo os departamentos de compras, qualidade e engenharia. Uma de suas maiores frustrações é quando as coisas não vão bem em seu trabalho com algum colega de outro departamento. Ele nunca sabe ao certo como resolver o problema ou quem tem a palavra final diante de uma desavença. "Sempre que peço ao meu chefe para intervir, me apoiar e me ajudar a conseguir o que preciso", diz Nate, "sua primeira, segunda e terceira respostas são quase sempre: 'Resolva as coisas no seu próprio nível'".

Essa resposta se tornou um dos mantras da revolução da colaboração. Na prática, a orientação de "resolver as coisas no seu próprio nível" empurra a comunicação, a tomada de decisão e a ação cooperativa o máximo possível para baixo na cadeia de comando. Quando isso é feito com eficácia, tudo fica melhor e mais rápido: a troca de informações, o planejamento, o compartilhamento de recursos e a execução. Também reduz desperdícios e problemas desnecessários.

Quando as pessoas *não* resolvem as coisas em seu próprio nível e desenvolvem o hábito de passar por cima umas das outras, do chefe ou do chefe do chefe, a confiabilidade e a confiança nos relacionamentos no trabalho acabam desgastadas, e o trabalho é dificultado. Resolver as coisas indiretamente recorrendo ao chefe não é a melhor maneira de esclarecer suas expectativas e elaborar um bom plano. As consequências disso no planejamento aumentam os atrasos, erros e ressentimentos.

Mas então por que Nate se incomoda tanto de ouvir a resposta "Resolva as coisas no seu próprio nível"? "O problema", diz Nate, "é que não tenho a autoridade necessária para resolver as coisas no meu nível. Nossos interesses nem sempre batem. Temos prioridades concorrentes e recursos limitados, sem falar da batalha de egos".

O dilema da autoridade

Nate está tendo dificuldade de lidar com o que eu chamo de "dilema da autoridade". O objetivo é promover a colaboração por toda a organização até os níveis mais baixos possíveis da cadeia de comando. Só que, quando há um problema e você precisa resolver as coisas no seu próprio nível, por definição ninguém tem a autoridade para solucionar as coisas com rapidez e eficiência. E o dilema surge até quando você lida com pessoas na diagonal – tanto para cima quanto para baixo. Uma pessoa pode ter uma posição mais alta, mas ninguém tem autoridade direta sobre as outras, o que complica ainda mais o relacionamento.

E, com interesses, prioridades, demandas de recursos e egos conflitantes, vocês entram em lutas pelo poder. É por isso que tantas pessoas acabam "escalando o problema", que é o jargão corporativo para se referir a levar o problema para um superior.

O fato é que, apesar da revolução da colaboração, com suas organizações mais horizontais e equipes de projeto autogerenciadas, *alguém* sempre está tomando as decisões. Decisões são ponderadas acima e abaixo na cadeia de comando. Sempre haverá conflitos que não podem ser resolvidos no seu próprio nível.

O que você pode fazer? Você tem três possibilidades:

1. Escalar os conflitos e tentar convencer seu chefe a intervir, o que pode levar seu chefe a acionar o chefe dele, o que, por sua vez, pode ou não trazer uma solução.
2. Resistir a escalar o problema e ficar paralisado com os conflitos no seu próprio nível.
3. Tentar colaborar como se tivesse toda a autoridade necessária, ignorando as linhas de autoridade, evitando ou driblando a cadeia de comando e tentando adivinhar a solução que seu chefe daria para o problema.

"Siga em frente até ser pego. Essa era a nossa estratégia", diz Chris, que ocupou um cargo executivo em um órgão federal para descrever como sua equipe lidava com as muitas linhas de autoridade nebulosas nos relacionamentos com pessoas de outros escritórios, órgãos e departamentos. "Recebíamos uma solicitação de algum outro órgão ou tínhamos algum projeto que precisava da participação de outro escritório", diz ela. "Ninguém tinha autoridade. Era uma terra de ninguém."

E o que acontecia? "Às vezes dava tudo certo, se todas as pessoas envolvidas estivessem alinhadas", diz Chris. "Mas acontecia muito de a gente avançar às cegas até dar de cara com a parede. A gente comprava a grande ideia de alguém e investia tempo, energia e dinheiro. Tudo isso para chegar lá na frente e descobrir que não tínhamos o apoio dos níveis superiores. Aí a coisa toda ia para o lixo. Ou recusávamos um pedido, os chefes invalidavam a nossa decisão e acabávamos começando atrasados. Ou discordávamos sobre alguma coisa, lutávamos até um ou outro vencer a discussão ou, pior, ninguém saía vencendo."

É muito comum acontecer isso, de ir em frente até ser pego, levando aos tipos de problemas e custos descritos por Chris. É o que costuma acontecer quando se tenta "resolver as coisas no seu próprio nível".

Enquanto isso, a maioria das pessoas no trabalho precisa de muito mais orientação do que recebe quando se trata de gerenciar seus relacionamentos na horizontal e na diagonal. Mas elas não se animam a acionar os chefes para pedir orientação antes de a situação degringolar por completo. Ou elas contornam a autoridade e seguem na direção errada até caírem em algum buraco.

Comumente, a comunicação que caracteriza a revolução da colaboração, isto é, a comunicação improvisada, não estruturada, restrita ao necessário, leva a problemas desnecessários que fogem ao controle, gerando atrasos, erros, desperdício de recursos e relacionamentos desgastados.

O que a pessoa indispensável deve fazer?

Alinhar, alinhar, alinhar

A resposta é o *alinhamento*. A maneira como – e as pessoas com quem – você se alinha para tomar decisões e obter apoio constitui o primeiro mecanismo para se tornar indispensável no trabalho.

"Como eu não tenho o poder, pego o poder com meu chefe", diz Fernando, um gerente de TI de uma grande empresa de contabilidade. "Temos um sistema para priorizar pedidos de atendimento e projetos, mas é claro que toda solicitação é urgente e todo projeto é o queridinho de alguém. Todo mundo quer ficar no topo da nossa lista de prioridades. Antes de eu assumir a equipe, as pessoas tinham o hábito de falar direto com o meu chefe ou até com o chefe do meu chefe. Agora, ninguém mais faz isso."

O que mudou?

Fernando explica: "Desde que eu assumi, nós agimos mais rápido do que eles todas as vezes. *Passamos por cima de nós mesmos* antes de qualquer outra pessoa ter a chance de fazê-lo. Eu já consultei o meu chefe, em todas as situações, antes de alguém poder passar por cima de mim. Meus técnicos já me consultaram, em todas as situações, antes de qualquer outra pessoa ter a chance de passar por cima deles. Como trabalhamos em total alinhamento, não faz sentido falar com os nossos chefes".

Será que isso quer dizer que Fernando precisa consultar seu chefe a cada decisão? E que seus técnicos precisam consultar Fernando a cada decisão? "Só se ainda não soubermos a resposta", diz Fernando. "Se não soubermos, é melhor checar. Mas quase sempre nós já sabemos a resposta. Eu não falo em nome do meu chefe, mas bem que poderia, porque, nove em cada dez vezes, eu já sei o que ele diria. O mesmo pode ser dito dos meus técnicos. Como eles já sabem o que eu diria, em quase todos os casos, eles poderiam muito bem falar por mim."

Você pode dizer o mesmo sobre você, seu chefe e sua cadeia de comando? Você está tão alinhado com seu chefe e com o chefe de seu chefe que poderia muito bem falar por eles porque já sabe o que eles diriam?

Lembre-se de que você pode não estar no comando, mas alguém está. Decisões estão sendo tomadas mais acima na hierarquia. Para ter o poder de trabalhar sem deter a autoridade e poder resolver as coisas no seu próprio nível – o que eu chamo de trabalhar na horizontal (e na diagonal) –, a primeira coisa a fazer é alinhar-se com as pessoas que tomam as decisões. Em outras palavras, você precisa ir na vertical.

Vá na vertical antes de ir na horizontal (ou na diagonal)

Ir na vertical é um dos segredos para se tornar uma pessoa indispensável. No trabalho, você lida com tantas pessoas espalhadas pelo organograma todo – para cima, para baixo, na horizontal e na diagonal – que, para definir e manter o controle de suas prioridades e preparar o terreno para o sucesso, você não pode deixar de se manter alinhado na vertical. Você precisa saber com clareza em quais situações pode ou não decidir o que fazer. E as únicas pessoas que podem lhe dar essa clareza são as que estão acima de você.

Quando você não sabe uma resposta, é melhor checar com seu chefe. Com o tempo, você saberá as respostas para muitas perguntas recorrentes e entenderá melhor os objetivos e as políticas, as regras, os interesses e a orientação da organização. Quanto mais você checar com o chefe, com antecedência, antes de prosseguir, mais segurança terá para agir de acordo com a situação e menos chances terá de ser pego indo na direção errada.

Lidere de onde você estiver

O mesmo vale para seus subordinados diretos. Você deve se alinhar com eles a fim de que eles saibam aonde ir e tenham a autoridade necessária para tomar decisões e fazer o trabalho deles.

Desse modo, o alinhamento vertical (para cima e para baixo) pode ser usado como uma âncora porque:

- Se, em nove de cada dez vezes, você já sabe exatamente o que o seu chefe (e o chefe do seu chefe) diria, você tem muito mais poder para trabalhar na horizontal (e na diagonal) – para se comunicar, decidir e agir – com segurança. Esse poder resulta de gerenciar para cima.
- Se, em nove de cada dez vezes, seus subordinados diretos já sabem exatamente o que você (e o seu chefe) diria, eles também têm muito mais poder. Esse é o poder que você concede aos seus subordinados diretos gerenciando para baixo – ou simplesmente gerenciando.
- Também é muito mais fácil trabalhar na horizontal e na diagonal com colegas que garantem o próprio alinhamento vertical, com o chefe e os subordinados diretos deles. Caso contrário, você pode achar que está tomando decisões e executando com os colegas no seu próprio nível e no fim descobrir que eles nunca tiveram o poder de

trabalhar com você. Apesar de não ter controle sobre isso, você pode tentar checar com eles antes.

O que é preciso fazer para atingir esse alinhamento vertical? Vamos começar analisando o gerenciamento para cima (gerenciar seus chefes) *e* para baixo (gerenciar seus subordinados diretos), porque as mesmas coisas precisam acontecer para se atingir o alinhamento nessas duas direções: comunicação estruturada e frequente a cada passo do caminho para esclarecer as prioridades, a orientação e as expectativas e para planejar, monitorar o andamento e resolver problemas antes de eles se transformarem em impedimentos. Se você for um chefe, tem a enorme responsabilidade de garantir esses fatores. Não deixe de levar isso muito a sério. E, se você não estiver sendo gerenciado pelo seu chefe, é melhor começar a gerenciar o seu chefe. (Veja o quadro "Alinhamento radical".)

Alinhamento radical

Seu sucesso na revolução da colaboração requer a capacidade de manter o alinhamento com seu chefe, seus subordinados diretos e seus colegas (na horizontal e na diagonal) por toda a organização. Para se tornar verdadeiramente indispensável, vá ainda mais longe e almeje o alinhamento radical:

- *Submeta com frequência rascunhos ou amostras de seu trabalho em andamento.* Não espere até a próxima reunião de status. Quando isso acontecer, você pode descobrir que passou um bom tempo fazendo uma tarefa do jeito errado. Mesmo se achar que tem um produto final claro com um prazo concreto, não espere até a entrega para saber se o produto atende às expectativas. É melhor ir checando com seu chefe, subordinados ou colegas desde o começo. Isso requer não só descrever, mas efetivamente apresentar rascunhos ou amostras: "Aqui está um exemplo do produto que estou criando. Está de acordo com os requisitos? Quais ajustes eu devo fazer?".

- *Peça para seu chefe, subordinados diretos ou colegas observarem você trabalhando.* Observar você fazendo uma tarefa lhes dará uma ideia clara do que você está fazendo e como está fazendo. Também dá a você oportunidade de resolver problemas que talvez não tenha identificado. Por exemplo, se você administra um banco de dados, peça para seus colaboradores checarem com você alguns registros, escolhidos ao acaso, para verificar a qualidade. Se você elabora relatórios, peça para alguns colegas analisarem versões iniciais ou rascunhos de alguns trechos.
- *Em todas as conversas individuais, apresente um relato completo e verídico das suas atividades.* Explique exatamente o que você fez para a pessoa desde a última vez que vocês conversaram: "Essas foram as ações concretas da minha parte. Aqui está o que eu fiz e como fiz. Essas são as etapas que segui para atender ou superar as expectativas que definimos juntos". Em seguida, peça para esclarecer os próximos passos. Enquanto você se mantiver engajado em um diálogo constante, sistemático e individual com a pessoa, essa medida se tornará rotineira.
- *Use ferramentas de automonitoramento.* Monitore suas ações concretas fazendo um bom e rigoroso uso de ferramentas de planejamento de projetos, checklists e registros de atividades. Monitore por escrito se você está cumprindo as metas e os prazos definidos em um plano de projeto. Faça anotações e submeta relatórios

a seus colaboradores em intervalos regulares. Use um registro de atividades, um diário para anotar exatamente o que você faz no decorrer de seu dia de trabalho, incluindo intervalos e interrupções. A cada vez que você passar para uma nova atividade, anote o horário e a nova atividade. Mesmo se você só fizer isso de tempos em tempos, coletará informações valiosas sobre a eficiência de seu trabalho e poderá fazer os ajustes necessários.

- *Espalhe a notícia.* Peça a clientes, fornecedores, colegas e a todas as outras pessoas com quem você trabalha que lhe deem um feedback sincero sobre o seu desempenho no que diz respeito a seu trabalho com eles. Pergunte por escrito: "O que você está achando do meu trabalho?". As pessoas conversam. As notícias se espalham. Você precisa saber o que as pessoas acham de seu trabalho. Use as informações para melhorar.

Alinhamento vertical: gerenciando para cima... e para baixo

Antes de mais nada, você precisa subir periodicamente na cadeia de comando para garantir o poder necessário para fazer seu trabalho. Crie o hábito de analisar mentalmente cada passo do caminho e ter conversas estruturadas e frequentes para se alinhar com seu chefe.

Alinhe-se com sua chefia para administrar prioridades concorrentes

Digamos que você seja um aspirante a pessoa indispensável que está atuando em um grupo de trabalho multifuncional ou na equipe de um projeto especial. Digamos que, no início do projeto, você precise comprometer 20% de sua agenda diária ou semanal, por um determinado período, por exemplo, de três meses.

O que costuma acontecer é que esses 20% acabam se transformando em 30% ou 50%, e os três meses se transformam em quatro, cinco ou seis. O problema é que muitas vezes o escopo dos projetos é expandido. E seu papel é automaticamente ampliado e começa a invadir o tempo que você deveria ter para fazer o seu trabalho.

Você tenta lidar com isso se empenhando mais e mantendo uma boa atitude. Afinal, você pensa, isso não vai durar para sempre. Nas reuniões, você vê que não é o único a atrasar as entregas. Na verdade, está tudo atrasado e parece que esse projeto vai se arrastar por mais tempo do que você imaginava.

Neste ponto, você tem três opções:

1. Tentar ser um super-herói e continuar fazendo tudo. Quem sabe você não consegue dar conta de tudo para sempre? Mas é mais provável que você fique cada vez mais atolado. Talvez você acabe sucumbindo à mentalidade de cerco e comece a resistir a todas as outras oportunidades que surgirem. Enquanto isso, você aumenta suas chances de cometer erros e incorrer em atrasos. Pode ser que você deixe seu chefe ou a equipe desse projeto na mão. Na verdade, é mais fácil acabar deixando todo mundo na mão.
2. Aumentar seu compromisso com o projeto e reduzir seu compromisso com seu trabalho principal.
3. Reduzir seu compromisso com o projeto e aumentar seu compromisso com seu trabalho principal.

Não importa a opção que você escolher, o mais importante é, antes de mais nada, ir na vertical e gerenciar para cima. Você precisa manter *um diálogo constante com sua chefia* sobre o assunto, apresentando o andamento de cada etapa do processo.

Aisha é uma executiva de marketing que acabou atolada depois de ter sido forçada a entrar em uma equipe multifuncional para executar um projeto aparentemente interminável. Ela marcou uma reunião com sua chefe para discutir o que fazer. As duas constataram que ela não tinha muita escolha. Tanto o projeto quanto a função principal dela precisavam ser feitos. E Aisha era a única pessoa que sabia fazer os dois. Mas foi muito mais fácil para ela decidir bancar a super-heroína com o apoio da sua chefe. Com isso, as duas dividiram a responsabilidade pelo fato de Aisha passar um bom tempo dando conta de uma enorme carga de trabalho.

Aisha manteve as conversas estruturadas e frequentes com a chefe, que, com o tempo, percebeu que ela estava lidando com a sobrecarga de forma espetacular e a indicou para uma promoção. Mas, mesmo se Aisha não conseguisse dar conta de tudo, nenhuma das duas seria pega de surpresa, já que ela e sua chefe mantiveram o canal de comunicação aberto. Ela poderia solicitar uma pessoa para fazer parte do trabalho dela em sua função principal, no projeto ou nos dois.

Se Aisha e sua chefe tivessem escolhido a segunda opção – aumentar seu compromisso com o projeto na equipe multifuncional –, ela continuaria em estreito contato com a chefe, que a ajudaria a encontrar uma pessoa para fazer parte de seu trabalho principal. Ela precisaria documentar suas melhores práticas no trabalho principal em manuais com instruções passo a passo para todas as tarefas, responsabilidades e projetos que alguma outra pessoa poderia assumir (se é que ela já não preparou esses materiais de apoio para si mesma, sendo a pessoa indispensável que é). Ela provavelmente ajudaria a treinar a pessoa encarregada de fazer parte de sua função principal.

Como essas decisões foram tomadas em alinhamento com sua chefe, o processo todo deveria ser mais tranquilo do que se ela decidisse tudo sozinha. No processo, ela teria a chance de ajudar a desenvolver uma nova pessoa indispensável para fazer parte de seu trabalho principal. Isso a ajudaria a aprofundar suas habilidades e experiência na liderança e expandir sua rede de pessoas indispensáveis.

E se Aisha escolhesse a terceira opção, dizendo à chefe que preferia não trabalhar tanto no projeto multifuncional e dedicar pelo menos 80% de seu tempo a sua função principal? Ou se a chefe sentisse muito a falta de Aisha e quisesse que ela voltasse a seu trabalho principal em tempo integral? De qualquer maneira, seria preciso usar de capital político para conversar com os membros e o patrocinador executivo da equipe multifuncional. A chefe de Aisha poderia ou não se envolver para ajudá-la a reduzir seu papel no projeto ou retirá-la por completo dele.

Mas, ao se manter em estreito contato e cooperação com a chefe, bem como com os colaboradores da equipe multifuncional, Aisha teria muito mais chances de conquistar o apoio de que precisava. Também neste caso, a redução parcial ou total de sua participação no projeto poderia representar outra excelente oportunidade para ela ajudar a desenvolver outra pessoa indispensável para assumir, parcial ou totalmente, seu papel no projeto e expandir sua rede de relacionamentos.

Alinhe-se com seus subordinados diretos

Da mesma maneira como você deve se manter alinhado com seu chefe, seus subordinados diretos precisam se manter alinhados com você e você precisa garantir esse alinhamento. Seus subordinados diretos também não querem desperdiçar tempo e energia avançando na direção errada. Eles precisam de sua orientação, direção, apoio e aconselhamento para alcançar o sucesso e ter suas necessidades atendidas. Ser encarregado de outras pessoas é uma enorme responsabilidade que deve ser levada muito a sério.

Ao manter um diálogo estruturado e frequente com cada um de seus subordinados diretos, você oferece a eles o poder de que precisam para resolver as coisas – tomar decisões e executar as ações – no nível deles. Há problemas que precisam ser resolvidos agora ou que estão pairando no horizonte? Há alguma necessidade de recursos adicionais, instruções ou objetivos que não estão claros? Desde a última conversa, aconteceu alguma coisa que você deveria saber?

Assim como Aisha, e assim como você, seus subordinados diretos devem ter muito o que fazer e pouco tempo disponível. Além de seu trabalho principal, no qual se reportam a você, eles também podem estar sendo puxados para outros projetos – na horizontal e na diagonal.

A primeira coisa a fazer é acompanhar a carga de trabalho de seus subordinados, monitorando a capacidade produtiva disponível de cada um – em outras palavras, "Exatamente quanto trabalho adicional você consegue fazer?".

Em segundo lugar, veja se não é *você* que está sobrecarregando seus subordinados diretos. É muito comum que os gestores façam promessas demais ao próprio chefe ou a seus colegas na horizontal ou na diagonal, com grandes implicações para seus subordinados, que acabam forçados a se virar para dar conta de tudo.

Em terceiro lugar, quando seus subordinados diretos começam a assumir tantas responsabilidades a ponto de correr o risco de sucumbir ao excesso de comprometimento, use as conversas estruturadas e frequentes com eles para ajudá-los a equilibrar todas as prioridades conflitantes fornecendo o tipo de apoio contínuo que Aisha recebeu de sua chefe. (Veja o quadro "Ajudantes, especialistas e subversivos".)

É exatamente esse o tipo de chefe que Joel, um gerente de pesquisas de uma empresa de biotecnologia, tenta ser. Frequentemente os membros de sua equipe são requisitados em projetos paralelos devido à expertise deles. Por isso, ele presta especial atenção a esses subordinados. Ele mantém um contato mais estreito de olho na possibilidade de projetos e papéis se expandirem a ponto de sair do controle. Ele monitora como o pessoal está alocando seu tempo entre tarefas e responsabilidades principais e as prioridades conflitantes às quais estão sendo puxados.

Joel também faz com frequência duas perguntas a seus subordinados diretos: o que pode acabar não sendo feito? O que pode acabar atrasando? Se o equilíbrio começar a ficar insustentável, Joel ajuda esses funcionários a fazer escolhas – e às vezes se oferece para intervir conversando com o líder da equipe externa. Mas ele normalmente consegue ajudar seus subordinados diretos a eliminar ou postergar algumas tarefas menos críticas ou a criar planos B, se necessário. Isso inclui ajudá-los a encontrar e desenvolver outras pessoas para encarregar-se de parte de sua carga de trabalho.

Esse é mais um exemplo do enorme valor de desenvolver continuamente sua rede de pessoas indispensáveis. Não será todas as vezes que um de seus subordinados esteja padecendo com o excesso de comprometimento que você vai conseguir redistribuir o trabalho para outro membro de sua equipe imediata. Pode ser que os colegas também estejam à beira do excesso de comprometimento. Mas veja isso como uma oportunidade de incluir uma nova pessoa indispensável a sua equipe. Procure alguém, na horizontal ou na diagonal, que já tenha trabalhado com você ou seus subordinados diretos e provado seu valor. Se você também provou seu valor para ele, talvez esse colega tope entrar na sua equipe.

Cuidado para não sair por aí roubando talentos de outros gerentes, mas fique sempre de olho em novos talentos (inclusive internamente) e esteja preparado para treiná-los para fortalecer a equipe. Com uma tacada só, você pode aumentar sua equipe, dar apoio e alívio para seus subordinados sobrecarregados e desenvolver uma nova pessoa indispensável.

Quando você é o cliente à mercê de outra pessoa

Mais cedo ou mais tarde, você (ou os seus subordinados) pode descobrir que está à mercê de alguém com quem você (ou eles) precisa contar, mas que não tem interesse no seu sucesso (ou no deles) ou que você (ou eles) não tem como responsabilizar, ou ambos. Pode ser um colega de outro departamento com quem você precisa cooperar ou alguma pessoa de fora que controla o orçamento de um projeto especial. De qualquer maneira, você, como o chefe, precisará ajudar seu subordinado a lidar com as complexidades desse relacionamento. E, se você for o subordinado, precisará pedir a seu chefe o apoio de que precisa.

Ajudantes, especialistas e subversivos

Algumas pessoas, mais do que outras, tendem a entrar em projetos fora de seu trabalho principal. Classifiquei essas como "ajudantes, especialistas e subversivas".

Os *ajudantes* se afastam de seu trabalho principal porque são verdadeiramente abertos e tendem a ser bons em resolver problemas, além de ter dificuldade de dizer não. Por isso, as pessoas estão sempre pedindo a ajuda deles.

Os *especialistas* vivem sendo solicitados a responder a uma pergunta ou dar uma olhada em alguma coisa porque costumam ter as respostas.

Os *subversivos* se afastam de seu trabalho principal porque ficam intrigados com alguma ideia ou iniciativa interessante, em geral deles mesmos, mas que também pode ser de algum outro subversivo.

Os ajudantes, os especialistas e os subversivos vivem tendo de explicar ao chefe por que seu trabalho principal está ficando para trás. E isso geralmente acontece porque eles estavam ocupados fazendo alguma coisa que não devia ter recebido uma prioridade tão alta.

Se você tiver pessoas assim em sua equipe, pode ficar tentado a dizer: "Pare de fazer isso e concentre-se no seu trabalho!". Mas, ao mesmo tempo, você sabe que pode ser uma vantagem ter ajudantes, especialistas ou subversivos em sua equipe. Essas pessoas acabam fazendo coisas muito interessantes, geralmente as mesmas que as tornam pessoas indispensáveis para alguns de seus melhores clientes.

Portanto, em vez de apenas desestimular essa atitude, você pode ajudar os ajudantes, os especialistas e os subversivos a se *responsabilizar* pelas escolhas que fazem. Inclua nas conversas estruturadas e frequentes essa tendência de se envolver em outros projetos. Mantenha-se alinhado em cada passo e veja como eles estão administrando as prioridades conflitantes. Você pode ajudá-los estabelecendo regras claras sobre reservar um tempo para o trabalho paralelo sem se distrair de suas responsabilidades principais. Por exemplo, especifique o tempo máximo que você, chefe, acha que eles podem dedicar a ser ajudantes, especialistas ou subversivos em outras iniciativas que não a principal. Quais critérios poderiam ajudá-los a decidir se deveriam ou não se envolver em um projeto externo? Quais pessoas você acha que eles deveriam evitar e quais eles deveriam fazer de tudo para servir? Com um limite de tempo e diretrizes claras, você pode ajudar essas pessoas a documentar as horas adicionais. Com isso, você pode lhes dar o devido crédito ou, se achar que o trabalho externo não tem muito valor, pode desestimulá-las a continuar.

E se perceber que *você* é um ajudante, um especialista ou um subversivo? Nesse caso, é melhor admitir esse fato do que arriscar ser repetidamente desestimulado a se envolver em suas atividades paralelas. Use as conversas frequentes com seu chefe e peça a ajuda dele para lidar com essa tendência, como vimos acima. Caso seu chefe considere que o trabalho adicional não tem valor para a organização, é melhor refletir sobre as implicações disso para você. Se estiver convencido de que seu chefe está errado, prepare argumentos para demonstrar o contrário.

Quando fica à mercê de outra pessoa, você é basicamente o cliente, já que precisa da ajuda ou da cooperação de algum colega na horizontal ou na diagonal. Também é crucial manter o alinhamento vertical: para cima, a fim de obter a orientação e o apoio de seu chefe, ou para baixo, a fim de dar orientação e apoio a seu subordinado direto. E é crucial realizar esse alinhamento assim que possível.

Shantel, uma talentosa designer gráfica de uma empresa de consultoria global, nos dá uma lição sobre o que não fazer. Era o fim de um dia de trabalho e mais uma vez ela estava sentada diante do computador esperando o texto de um panfleto em quatro cores que deveria ser entregue a seu chefe no dia seguinte de manhã. O redator, que trabalhava em outro fuso horário, tinha dito que entregaria o texto horas antes.

Shantel já tinha feito sua parte no design e só faltava aplicar o título do panfleto e o logotipo da empresa. Passava das seis da tarde e o redator ainda não tinha enviado o texto. Shantel queria dar a ele o benefício da dúvida. Ele devia estar resolvendo alguma urgência.

Mas Shantel já tinha passado por isso antes. Aquele mesmo redator já tinha feito promessas parecidas e deixado para entregar o texto só no fim do dia *dele*, o equivalente a oito da noite no fuso horário dela. Ele estava prestes a atrasar de novo, o que significava que, mesmo se Shantel começasse a encher o saco dele agora, na melhor das hipóteses ela ficaria no escritório pelo menos até as dez da noite aplicando o texto no design do panfleto para conseguir entregar seu trabalho no prazo.

Não cometa o erro de Shantel de cair nessa situação vez após outra. Não espere até o seu prazo estourar e você ser obrigado a ficar até mais tarde no trabalho ou explicar a seu chefe que se atrasou porque seu colega não lhe deu tempo suficiente para fazer sua parte.

Mantenha seu chefe informado – bem antes de estourar o prazo – sobre os problemas que você acha que podem surgir com relação a uma pessoa que ficou de entregar uma parte importante de um projeto. Você não está pedindo para intervir ou falar com o chefe da pessoa. Só está alertando e pedindo uma ajuda como:

- mais flexibilidade com relação ao prazo;
- orientação sobre medidas que você pode tomar para conseguir o que precisa do colega;
- recomendações de outros talentos com quem você poderia trabalhar para conseguir o que precisa e não atrasar sua parte, caso não for possível mexer no prazo.

Nas conversas estruturadas e frequentes com seu chefe, ponderem juntos as possibilidades e pensem nos recursos de que você precisa para fazer seu trabalho (especialmente quando esses recursos envolverem a cooperação de colegas na horizontal) a cada passo do caminho. Diga exatamente o que você vai precisar, de quem, quando e como planeja conseguir esse recurso. Peça conselhos sobre como obter dentro do prazo o que você necessita. De repente, seu chefe pode ter algumas dicas para receber certas coisas de determinadas pessoas, equipes ou departamentos.

Feito isso, mantenha seu chefe atualizado, sem demora e com frequência, sempre que deparar com obstáculos ou atrasos. Discuta a possibilidade de um plano B, alternativas e o que fazer se você simplesmente não conseguir os recursos necessários.

Alinhar também significa coletar e compartilhar informações

Conhecimento é poder.

Mantenha seus olhos e ouvidos abertos para informações valiosas em todos os níveis da cadeia de comando. Isso não significa descobrir e espalhar fofocas. Significa informar-se com seus subordinados diretos sobre o que está acontecendo na linha de frente, com seu chefe sobre a sala de reuniões da diretoria e com todas as outras pessoas sobre qualquer coisa entre esses dois níveis.

Não basta esperar as coisas acontecerem para se alinhar com decisões e prioridades acima e abaixo na hierarquia. É melhor basear essas decisões e prioridades em informações concretas e se informar o máximo que puder. Em um mundo de dados ilimitados, as informações humanas – o que as pessoas estão pensando e dizendo – continuam tendo um valor inestimável. Acontece muito de essas informações não serem transmitidas para cima e para baixo na cadeia de comando. Portanto, ao coletá-las e compartilhá-las, você está dizendo a seu chefe que quer saber como seu trabalho se encaixa na organização e está mostrando a seus subordinados diretos que se interessa pela experiência e pelas opiniões deles e valoriza o crescimento deles.

Veja como fazer isso:

- Peça a seu chefe atualizações frequentes sobre as decisões mais importantes tomadas pelos níveis acima, especialmente no que diz respeito a mudanças de prioridades, pessoal, políticas, procedimentos, sistemas ou alocação de recursos.
- Reflita sobre como as mudanças podem afetar seu planejamento ou de seus subordinados diretos. Esclareça quais informações devem ser mantidas em sigilo, pelo menos por enquanto, e quais devem ser comunicadas para baixo na cadeia de comando a seus colegas e subordinados.
- Ao mesmo tempo, mantenha seu chefe informado sobre quaisquer acontecimentos ou fatos importantes que você observar em seu nível ou de que ficar sabendo de seus colegas ou subordinados. Isso ajudará seu chefe a adiantar-se a riscos, desafios, necessidades ou oportunidades que você observar nas linhas de frente.
- Mantenha seu chefe informado sobre o que você ficar sabendo em conversas com seus subordinados e colegas: você está enfrentando ou prevê algum problema de pessoal? Problemas de desempenho? Conflitos na equipe? Talentos

que podem precisar de recompensas especiais? Mudanças no número de funcionários? Necessidades de treinamento? Outros problemas envolvendo recursos?
- E, se você tiver subordinados, não deixe de ter com eles o mesmo tipo de conversa de coleta e compartilhamento de informações.

Alinhe-se na horizontal... e na diagonal

Se você estiver fazendo o trabalho que acabei de descrever para alinhar-se na vertical, para cima e para baixo, a cada passo do caminho, terá muito mais condições de manter o alinhamento também na horizontal e na diagonal. Suas comunicações estruturadas com esses relacionamentos na horizontal e na diagonal têm grandes chances de ocorrer na forma de reuniões periódicas da equipe do projeto. Mas muitas informações importantes também são comunicadas de modo informal e altamente desestruturado, como topar com alguém no corredor, almoços, atualizações rápidas por mensagem de texto, conversas ao telefone e aquela "passadinha" espontânea na sala dos colegas, sem mencionar as conversas paralelas durante reuniões estruturadas da equipe do projeto.

Reuniões formais

As reuniões podem ser oportunidades excelentes, mas nem todas acabam concretizando este potencial. Na verdade, elas só têm três bons motivos para acontecer:

1. criar um sentimento de pertencimento e união;
2. comunicar diversas informações a muitas pessoas da mesma maneira ao mesmo tempo;
3. fazer um brainstorming para um projeto ou resolver alguma questão, como planejar transferências de responsabilidades e tarefas, quando várias pessoas precisam ouvir e responder umas às outras.

Com tanto trabalho interdependente e transferências de responsabilidades e tarefas para planejar, as reuniões passaram a ser comuns na revolução da colaboração. Ouço muito que as pessoas não têm tempo para trabalhar porque passam o tempo todo em reuniões, e elas nem são tão produtivas assim. Os riscos são grandes porque cada minuto consumido é multiplicado pelo número de participantes. Uma reunião de trinta minutos com oito pessoas consome quatro horas de capacidade produtiva (tempo no qual as pessoas poderiam estar trabalhando em alguma outra coisa).

Nunca me esquecerei da primeira vez que entrei na sala de reuniões de uma empresa que tinha um cartaz com as regras de conduta. A lista incluía pérolas que variavam de "Se você for conduzir uma reunião, distribua a pauta com antecedência para todos os participantes", "Silencie o celular" e "Não deixe lixo na sala". Perguntei à pessoa sentada ao meu lado: "Precisa mesmo disso tudo?". Ela respondeu: "Pois é, as pessoas se irritam com o aviso e dizem que não são crianças. Mas, na verdade, algumas têm um comportamento terrível nas reuniões".

Desde aquele dia, vi incontáveis salas de reunião onde alguém colou, com caráter oficial ou não, um cartaz com regras parecidas. E mesmo assim as pessoas fazem reuniões sem pautas claras ou sem segui-las. Ou elas estouram o tempo, divagam, ficam conversando com os colegas ou ocupadas com alguma outra coisa no celular ou notebook (às vezes fingindo que estão fazendo anotações) e ainda interrompem a reunião para dizer alguma coisa que já foi dita. Ou chegam atrasadas, saem antes da hora, fazem barulho, levam coisas para comer e por aí vai.

Assim como as pessoas percebem quando os colegas são péssimos conduzindo ou participando de reuniões, os colegas que sabem fazer isso bem também chamam a atenção. Seja essa pessoa.

Para começar, seja conhecido por suas boas maneiras nas reuniões. Isso significa ser bem informado e confiável. Nunca marque reuniões uma atrás da outra. Esse comportamento passou a ser muito comum entre aspirantes a pessoas indispensáveis com o intuito de fazer os outros acharem que elas vivem muito ocupadas. O problema é que ninguém se impressiona com isso. Você não tem como estar em mais de um lugar ao mesmo tempo, e as pessoas se incomodam quando você chega atrasado e sai antes. Se você tiver de escolher entre duas reuniões, escolha a mais importante, não a mais fácil. Isso não significa a com mais mandachuvas ou sobre o trabalho de maior destaque na organização, mas aquela na qual você tem um papel importante e pode agregar mais valor. Se não tiver certeza, alinhe-se com seu chefe.

Em segundo lugar, antes de participar de qualquer reunião ou apresentação, informe-se sobre ela e veja se sua presença é realmente necessária ou foi solicitada. Um dos maiores favores que você pode fazer a si mesmo é aprender a distinguir quando sua participação é requerida e quando não. Também nesse caso, não deixe de se alinhar com seu chefe. A ideia é saber exatamente qual é a sua função na reunião: quais informações você é responsável por comunicar ou coletar? Prepare com antecedência qualquer material que precisa analisar ou ler antes. Você precisa conversar com alguém? Se for fazer uma apresentação, você deve se preparar ainda mais. Pergunte a si mesmo exatamente qual valor você tem a oferecer ao grupo e não deixe de entregar esse valor.

Se você for só participar, tente não dizer nada desnecessário e evite prolongar a reunião ou apresentação. E pratique boas maneiras: tente não se ocupar de outras coisas e evite fazer barulho ou se envolver em qualquer atividade desnecessária. Mantenha o foco no que está sendo dito. Ouça com atenção e aprenda. Se você tiver vontade de falar, reflita: será que todos precisam ouvir o que eu quero dizer, aqui e agora? Se tiver uma pergunta, veja se ela é importante para o objetivo da reunião ou se você não tem como obter uma resposta depois, consultando um relatório ou outra pessoa.

Comunicações informais

E a comunicação que acontece *fora* das reuniões formais? Aquelas informações que você fica sabendo num bate-papo com um colega que encontrou por acaso no corredor ou no bebedouro podem ser tão importantes quanto as discutidas formalmente nas reuniões.

O segredo é incluir alguma estrutura nessas conversas informais. Do mesmo modo como faria anotações e aplicaria o que aprendeu em uma reunião formal, você deve registrar e potencializar o maior número possível de informações informais. Na verdade, a comunicação informal pode ser a melhor ferramenta quando você precisa "resolver o problema no seu próprio nível". Assim, preste muita atenção a todas as interações não estruturadas que surgirem tanto entre as reuniões como antes ou depois de uma ou até nas conversas paralelas durante elas. Essas comunicações aparentemente isoladas sobre o trabalho podem ser cruciais. As conversas paralelas durante uma reunião ou rapidamente ao final costumam revelar informações importantes. O mesmo vale para todos aqueles e-mails, mensagens de texto, ligações rápidas, bate-papos de corredor e passadinhas informais na mesa ou na sala dos outros.

Não deixe que a informação se perca. Inclua o máximo de estrutura possível nessas comunicações informais:

- interrompa a pessoa que está trazendo a informação informalmente;
- faça anotações de modo que ela veja;
- envie por escrito o que você entendeu da comunicação e tente agendar uma conversa individual e estruturada de acompanhamento.

Um dia desses, Bud, um comprador especializado em grãos que trabalha em uma cooperativa agrícola de um bilhão de dólares, me mandou um e-mail contando como está usando essa tática, que ele aprendeu comigo em um seminário. Bud está sempre viajando para ajudar os agricultores a vender seus grãos. Seu trabalho envolve facilitar transações com vários parceiros colaborativos – empresas de prestação de serviços, roteirizadores, caminhoneiros, operadores de elevadores de grãos, processadores, financiadores e, às vezes, outros ainda.

Bud escreveu no e-mail: "Eu nunca tinha notado que a maior parte da minha comunicação com a maioria dessas pessoas era tão informal e desestruturada. Depois do seminário, comecei a levar uma caderneta comigo. Passo o dia inteiro fazendo anotações nela. Criei o hábito de terminar o dia mandando um monte de e-mails com base nas minhas anotações. Essa rotina me ajuda a fazer um balanço do que eu fiz durante o dia sem deixar nada para trás". Minha parte favorita do e-mail de Bud foi quando ele contou: "Um agricultor me disse: 'Estou vendo que agora você está anotando tudo. Você deve estar levando esse negócio a sério'. Eu disse a ele: 'Sim, senhor. Pode apostar que estou levando isso muito a sério!'".

Crie estrutura para as interações informais e você obterá muito mais valor das informações. Isso é especialmente verdadeiro no caso das interrupções, aquelas perguntas ou comentários inconvenientes que alguém faz quando você está ocupado com alguma outra coisa.

Como lidar com as interrupções. Quem são as pessoas que mais o interrompem no trabalho? E quem você costuma interromper mais? É muito comum de comunicações aparentemente isoladas se transformarem em um diálogo importante e contínuo. Aí também a chave é estruturar as interrupções.

Da próxima vez que isso acontecer, não tente fugir. Preste atenção ao que a pessoa está dizendo e sugira agendar uma reunião individual. Antes da data marcada, proponha que cada um de vocês mantenha uma lista do que gostariam de discutir na reunião e que cada um se prepare um pouco antes.

Pense em como uma conversa como essa pode ser muito mais produtiva do que todas as interrupções. Se tudo correr bem, você pode marcar outra. Vocês podem até criar o hábito de ter conversas estruturadas e frequentes em vez de todas aquelas interrupções.

Essa técnica é especialmente eficaz com clientes exigentes, tanto internos quanto externos, que se acham no direito de te interromper. É comum você ter de priorizar esses clientes, de modo que precisa aceitar as interrupções deles. Mas você pode prestar um serviço muito melhor e evitar muitos aborrecimentos se prestar atenção à frequência das interrupções e agendar reuniões individuais periódicas para se adiantar. Se você fizer isso na frequência certa, vai evitar muitas interrupções, exceto as verdadeiras emergências.

E se for você que costuma interromper os outros? Talvez você não veja problema algum em interromper seus prestadores de serviço ou subordinados com perguntas ou comentários quando eles estão tentando trabalhar. Ou pode se pegar interrompendo seu chefe ou aquele colega indispensável quase todo dia para pedir orientação ou ajuda.

Nesse caso, é muito melhor tentar marcar conversas individuais com essas pessoas. Pode ser um almoço, um café ou uma conversa de quinze minutos na sala de reuniões. Vá anotando suas perguntas e chegue preparado à reunião. Seus subordinados diretos, prestadores de serviço, chefe ou colegas vão agradecer. Ninguém tem condições de dar o melhor de si quando está sendo interrompido. Por que você iria querer interromper as pessoas se pode evitar isso?

Os relacionamentos na diagonal podem ser especialmente complicados

E o que dizer dos relacionamentos na diagonal, aqueles nos quais você trabalha com pessoas acima ou abaixo de sua posição no organograma, mas com as quais não tem uma subordinação direta?

Pode ser uma pessoa mais acima na hierarquia, talvez um colega de seu chefe ou até o chefe de seu chefe, mas com quem você compartilha uma tarefa, responsabilidade ou projeto. Ou você pode estar trabalhando com alguém que não reporta a você mas a um colega na horizontal, como um gerente que atua no seu nível ou abaixo, mas não na sua cadeia de comando imediata.

O que complica esses relacionamentos é a diferença de poder entre vocês. O problema é que esse poder é indireto, o que pode levar a mal-entendidos e invasão do território alheio. Ao gerenciar um relacionamento na diagonal e para baixo, mantenha-se alinhado com o superior direto da pessoa. Se alguma coisa mudar no relacionamento com ela, informe o chefe dela.

Ao gerenciar um relacionamento na diagonal e para cima, mantenha-se alinhado com sua própria chefia. Você não quer deixar esse outro superior na mão, mas é importante colocar a autoridade da sua liderança em primeiro lugar, sempre tratando-a com o maior respeito possível. Não deixe de fazer isso mesmo se estiver procurando um novo chefe, em busca de uma transferência na organização. Mesmo se você tiver conscientemente querendo ser realocado para essa gerência, mostre a essa nova chefia como você age. Demonstre que respeita a autoridade, a comunicação estruturada e o alinhamento a cada passo do caminho. É a coisa certa a fazer e a impressão que você sempre vai querer deixar nas pessoas.

Lidere de onde você estiver – para cima, para baixo, na horizontal e na diagonal

A revolução da colaboração multiplicou o número de relações interdependentes no trabalho, nas quais as linhas de autoridade não são claras, além de ter promovido o surgimento das equipes autogerenciadas e a redução do número de níveis de gestão em muitas organizações. Todos esses fatores achatam as hierarquias e expandem a amplitude de controle dos gestores. Nesse ambiente, a única maneira de se manter alinhado e avançar na direção certa é liderar para cima, para baixo, na horizontal e na diagonal, a partir da posição que você ocupa agora. Como se faz isso?

Ao explicar a liderança, o general Schwarzkopf gostava de repetir um velho ditado militar: "Quando estiver no comando, assuma o comando". No contexto da revolução da colaboração no trabalho, caberia dizer: *não importa se você estiver ou não no comando, assuma o comando.*

Um colega de Schwarzkopf, outro general quatro estrelas do Exército dos Estados Unidos, cujo nome não vou mencionar aqui, me disse: "Só existe uma ferramenta para liderar as pessoas: a comunicação". Em seguida, ele explicou: "Muitas pessoas querem ser líderes sem nunca pensar na maneira como se comunicam". Em outras palavras: *se você quiser assumir o comando de alguém a qualquer momento, deve sistematizar sua comunicação.*

As décadas de pesquisas realizadas pela minha empresa mostram que, quanto mais sistematizada for sua comunicação – ou seja, quanto mais conteúdo e estrutura você atribuir a ela – em qualquer relação, mais tranquilo será o trabalho. Vocês terão menos problemas desnecessários e os que forem identificados serão resolvidos com mais rapidez; o planejamento de recursos será melhor e o desperdício será reduzido; as pessoas terão mais chances de executar os planos que criaram juntas; e os conflitos serão minimizados.

Isso se aplica independentemente do sentido da sua liderança (ou seja, da sua comunicação): para cima, para baixo, na horizontal, na diagonal ou, como é o caso da maioria das pessoas no ambiente corporativo de hoje, nas quatro direções. Só não se esqueça de que a ordem dos fatores altera o produto: comece alinhando-se na vertical com seu chefe e a cadeia de comando, gerenciando para cima, e com seus subordinados diretos, gerenciando para baixo. Essa será sua base. Feito isso, você pode ir para a horizontal... e para a diagonal.

A horizontal e a diagonal são sempre as direções nas quais as linhas de autoridade são menos claras, o que força você e seus colegas a "resolver as coisas em seu próprio nível". Na maioria das vezes, isso significa tomar boas decisões sobre quando dizer não e como dizer sim. O "sim" é onde a ação está, de modo que é melhor não desperdiçar seus sins prometendo demais ou deixando de planejar.

RESUMO DO CAPÍTULO

- Alinhe-se na vertical antes de ir para a horizontal (ou na diagonal).
- Alinhe-se para cima passando por cima de si mesmo e recorrendo a sua chefia, a cada passo do caminho, em conversas estruturadas frequentes.
- Alinhe-se para baixo mantendo conversas estruturadas com seus subordinados diretos a fim de garantir que eles conheçam a orientação da organização e tenham a autoridade para fazer as escolhas necessárias ao trabalho.
- Uma vez que estabelecer as bases para cima e para baixo, você pode ir na horizontal... e na diagonal.
- Seja conhecido por suas boas maneiras nas reuniões.
- Inclua estrutura e conteúdo em sua comunicação não estruturada.
- Agende conversas individuais frequentes com as pessoas que mais o interrompem e com as que você costuma interromper mais.
- Ao gerenciar para baixo na diagonal, mantenha-se alinhado com o superior direto da pessoa. Ao gerenciar para cima na diagonal, não deixe de fazer o mesmo com sua própria chefia.
- Lidere de onde você estiver: para cima, para baixo, na horizontal e na diagonal.
- Assuma o comando mesmo se não estiver no comando. Se você quiser assumir o comando de alguém a qualquer momento, deve sistematizar sua comunicação.

4

QUANDO DIZER NÃO E COMO DIZER SIM

As demandas chegam o dia inteiro de todas as direções – de seu chefe, seus subordinados diretos, de seus colegas na horizontal e na diagonal. Elas chegam quando você menos espera de pessoas das quais você nunca ouviu falar. Ou vêm do outro lado da mesa no meio de uma reunião. Elas podem chegar por e-mail ou até no meio de uma conversa interminável com um grupo de pessoas. Ou por uma mensagem de texto. Ou alguém passa na sua sala ou na sua mesa para fazer um pedido.

Para cada demanda, a resposta será basicamente sim ou não. E acontece muito de simplesmente não caber a você decidir a resposta. A decisão já foi tomada, implícita ou explicitamente, pelo seu chefe ou por alguém mais acima na cadeia de comando. É por isso que a maior parte do capítulo anterior buscou ensinar a manter o alinhamento vertical com seu chefe. É importante saber exatamente quais decisões você não precisa tomar porque elas já foram tomadas por alguém. E seus subordinados diretos precisam da mesma clareza de você.

Saber quais decisões não cabem a você é como ter barreiras de segurança. Pode parecer um contrassenso, mas as restrições impostas por elas podem dar uma enorme liberdade. Se você souber exatamente quais são as restrições ou, em outras palavras, o que você não tem como decidir, também saberá com clareza o que precisa decidir: todo o resto. E o resto é muita coisa.

É dentro dessas limitações do alinhamento vertical que você tem o poder – tanto a autoridade quanto o fardo – de definir, o dia inteiro, a quais demandas dizer sim e a quais dizer não.

O incrível poder de reimaginar o sim e o não

Decida dizer sim ou não com base no custo de oportunidade da decisão:

- Todo não ruim é uma oportunidade perdida ou postergada (e que pode não levar a nada) se o não for derrubado.
- Todo sim ruim é uma perda de tempo, energia e dinheiro que impede uma oportunidade melhor.
- Todo não bom – ou ainda não – abre espaço para uma oportunidade melhor.
- Todo sim bom é uma chance de beneficiar-se ao máximo de uma boa oportunidade e servir às pessoas agregando valor e desenvolvendo sua verdadeira influência.

Quando você toma decisões erradas sobre o sim e o não, acaba com oportunidades e experiências piores hoje e menos poder de decisão amanhã. Você reduz suas chances de agregar valor ou desenvolver relacionamentos positivos.

Ao tomar boas decisões, você tem oportunidades melhores, aumenta suas chances de agregar valor e construir relacionamentos positivos e conquista mais autonomia para tomar decisões no futuro.

Sua decisão de dizer sim ou não pode fazer uma enorme diferença.

Muitas pessoas tendem a dizer não a tudo. O *não* pode transmitir força porque interrompe as atividades e parece menos arriscado porque é muito mais difícil de provar, para o bem ou para o mal. Mas, se tudo o que você tem a mostrar pelas suas decisões é um monte de não, onde está o valor?

O *sim* não transmite tanta autoridade. A pessoa que só sabe dizer sim é vista como uma "Maria vai com as outras", que não tem opiniões próprias. Mas é no sim que a ação está. É quando os seus sins dão certo que você tira a sorte grande e consegue servir às pessoas, agregar valor, colaborar e aumentar sua verdadeira influência. O sim representa o início de uma colaboração, o começo de alguma coisa. O sim é repleto de potencial.

Todas as decisões sobre o sim e o não na verdade determinam como você vai alocar seu tempo.

Como você vai alocar seu tempo?

Comece admitindo a dura realidade de que *você não tem como fazer tudo*. É verdade que você é bombardeado por demandas de pessoas que acham que você tem como fazer tudo. Cabe a você decidir a quais dessas prioridades, interesses e egos em disputa vai dar sua atenção. Algumas coisas deverão ser postergadas e outras podem não ser feitas nunca. Esse fato é inevitável.

Se não admitir a realidade das prioridades concorrentes e não tomar essas decisões difíceis com mais eficácia e o quanto antes, a cada passo do caminho, você será mais uma vítima da síndrome do excesso de comprometimento. Mas uma grande parte dela resulta da síndrome do *comprometimento errado* ou, em outras palavras, de escolhas ruins sobre o sim e o não. É assim que você acaba com um monte de não forçado. Se você não tomar essas decisões antes e com mais eficácia, alguma outra pessoa o fará, provavelmente depois ou com menos eficácia. Se vocês demorarem muito, as melhores opções podem não estar mais disponíveis. Você precisa fazer escolhas. Faça a escolha certa.

Por que é tão difícil fazer isso?

Quando boas pessoas tomam decisões ruins

Algumas pessoas simplesmente dizem sim a tudo porque querem mostrar que sabem trabalhar em equipe. Ou acham que uma pessoa indispensável é alguém que diz sim para tudo.

Algumas pessoas nem se dão conta de que estão tomando decisões, e decisões muito importantes. Muitas vezes, elas o fazem por omissão, ao não tomar uma decisão. É muito comum essas pessoas chegarem ao fim de um longo dia de trabalho se perguntando: "O que foi que eu realizei hoje?!". Se você parar para pensar, vai ver que ao longo do dia tomou sem perceber um monte de decisões, que, pensando bem, poderiam ter sido melhores.

Em algumas situações, elas são grandes e você precisará reconsiderá-las no futuro, mas muitas vezes são micro para atender a demandas que você recebe em todas as suas interações com os colegas: "Você pode me ajudar com isso?"; "Você pode me arranjar essa informação?"; "Esse recurso?", "Pode me dizer o que acha disso?". Em geral, as demandas se resumem a: "Você pode fazer sua parte para eu fazer a minha?".

E acabamos tomando muitas dessas decisões sem pensar. Isso acontece principalmente porque a maioria das pessoas não sabe especificar direito suas demandas. Elas não sabem formular, explicar, detalhar ou estruturar o que querem de você. Elas podem achar que pediram alguma coisa, mas você nem se deu conta disso.

E você? Pode ser que você também não saiba especificar bem suas demandas. Você sempre precisa de coisas de seu chefe, colegas de outros departamentos e membros de suas equipes de projeto. Pode até acontecer de precisar de alguma coisa de alguém absolutamente do nada. A demanda, não importa se você estiver fazendo ou recebendo, pode não parecer importante no momento. E, quando você dá ou recebe uma resposta impensada, as consequências podem parecer relativamente pequenas. Mas uma demanda impensada costuma levar a um sim ou não desleixado:

- Você diz sim para o que parece ser uma tarefa isolada, como dar uma olhada no relatório que um colega de projeto fez. Só que você percebe que o documento precisa ser refeito e a tarefa acaba levando muito mais tempo do que você imaginava. Ou você diz não a esse pedido, o relatório é apresentado com vários problemas e o projeto perde parte de sua validade aos olhos de seu chefe.
- Você diz não para a tarefa de lubrificar a máquina, ela quebra e você não consegue fazer seu trabalho. Ou você diz sim e descobre, no processo, que ela precisa de muito mais do que graxa e que vai levar o dia todo para consertá-la.
- Você diz sim para a tarefa de ajudar a entrevistar novos candidatos a emprego e descobre que, para isso, vai precisar se deslocar a uma filial. Ou diz não e descobre que as entrevistas serão com um grupo de candidatos que poderiam contribuir com uma nova perspectiva ou com candidatos que teria sido bom conhecer. Ou você descobre que a filial fica perto de um belo resort no sul da França e podia ter aproveitado para descansar um pouco.

Você não pode se dar ao luxo de tomar decisões impensadas para determinar como usará seu tempo no trabalho. (Veja o quadro "O segredo para tomar boas decisões".)

O segredo para tomar boas decisões

Pense na ferramenta mais básica de tomada de decisão: a análise de prós e contras. A lista de prós e contras não passa de uma série de previsões de resultados para uma determinada decisão.

Um bom processo decisório implica a capacidade de prever os resultados prováveis – enxergar as causas e os efeitos – de um grupo de decisões e ações em comparação com outro grupo.

Mas não basta ter experiência para tomar boas decisões. O segredo para aprender com ela é prestar muita atenção e extrair lições sistematicamente: quais causas levaram a quais efeitos? Quais decisões ou ações levaram à situação atual? Se você conseguir enxergar os padrões de causas e efeitos, poderá começar a se adiantar com critério.

Você já jogou xadrez ou algum outro jogo de estratégia? Para vencer, é preciso saber pensar adiante. Antes de fazer uma jogada, você imagina os resultados prováveis, normalmente durante uma longa sequência de jogadas e contra-ataques. Se eu fizer A, o outro jogador provavelmente responderá com B. Então eu faria C e ele provavelmente responderia com D. Então eu faria E, e ele provavelmente responderia com F, etc., etc. Isso é o que os planejadores estratégicos chamam de árvore de decisão/ação, porque cada decisão ou ação abre toda uma ramificação de respostas e contrarrespostas. Cada decisão ou ação cria uma série de respostas possíveis e estas, por sua vez, geram uma série de contrarrespostas possíveis.

Fique atento às decisões que você toma ao longo do dia, o dia todo. Pare e reflita: pense adiante sobre as causas e os efeitos, a árvore de decisão/ação.

Para tomar boas decisões, é indispensável fazer uma avaliação criteriosa da situação

Sam sabe tomar decisões. Ele ouve com atenção cada pedido, respeita as necessidades das pessoas e as leva muito a sério. Ele pondera sistematicamente sua resposta, sim ou não, porque sabe que nada é mais produtivo que um bom não. Acontece muito de, em vez de não, ele responder "ainda não" e pedir para as pessoas ajustarem o pedido. Ou esperar para dar uma resposta só depois de ter dado conta de outras prioridades. Quando chega a hora de dizer sim, Sam prepara o terreno para o sucesso de cada sim com um plano de ação claro, incluindo a sequência, os prazos e os responsáveis por todos os próximos passos.

Se você perguntar a Sam qual é seu segredo, ele dirá que trata cada decisão como se fosse uma importante decisão de investimento... porque é mesmo. Afinal, ele precisa decidir como investirá parte de seu tempo e energia, que são recursos limitados.

Você precisa fazer o mesmo: tratar cada decisão sobre o sim e o não como uma escolha sobre como investir seu tempo e energia. Você sabe muito bem que, para tomar qualquer decisão importante de investimento, precisa seguir um processo de avaliação criteriosa da situação (a *due diligence*). Você precisa fazer uma análise criteriosa de qualquer investimento potencial para confirmar todos os fatos relevantes e coletar informações suficientes para tomar uma decisão embasada de modo a evitar danos desnecessários a qualquer uma das partes envolvidas. O processo protege tanto a pessoa que faz a demanda quanto a que precisa dizer sim ou não.

Leve cada pedido a sério e não deixe de fazer a *due diligence*. Toda boa decisão que você tomar agora vai poupar muito tempo e evitar problemas para você e para todas as outras pessoas depois. E elas também ficarão muito mais confiantes em suas decisões no futuro.

A *due diligence* começa com uma boa definição do pedido.

Se você estiver fazendo o pedido, não deixe de incluir informações suficientes para que o tomador de decisão possa escolher a melhor opção. E se prepare para esclarecer seu pedido, respondendo a perguntas adicionais.

Se você estiver recebendo o pedido: (1) comece ouvindo a pessoa com atenção e fazendo boas perguntas desde o começo e com frequência a cada passo do caminho; (2) saiba quando dizer não e ainda não; e (3) lembre-se de que o sim é onde está toda a ação.

Só que, em geral, o que acaba acontecendo é bem diferente desse ideal.

Um processo problemático

Vejamos o caso a seguir. Numa segunda-feira de manhã, o presidente da divisão das Américas de uma empresa global de eletrônicos à sua equipe executiva as ordens que acabara de receber do CEO global: desenvolver um novo produto de grande sucesso para ser lançado no próximo ano. Ninguém se surpreendeu. Era a mesma orientação do ano anterior.

Res, que entrara na empresa cerca de dois anos antes quando esta adquiriu sua invenção e sua pequena equipe, ficou empolgado com a oportunidade. Tecnicamente inovador e empreendedor, Res liderava uma equipe de pesquisa e desenvolvimento. Ele estava ansioso para deixar sua marca, desta vez com uma ideia para um novo tipo de máquina: pequena, leve, fácil de transportar e operar.

Ele apresentou esboços e um protótipo à equipe multifuncional de inovação de novos produtos que estava encarregada de escolher os itens a ser desenvolvidos naquele ano. Ele queria convencer o time de que sua ideia poderia ser um grande sucesso.

Salina, a diretora de vendas, foi a primeira a se manifestar depois da apresentação de Res. "Adorei!", ela exclamou. "Vamos conquistar uma participação de mercado muito maior. É uma oportunidade e tanto!"

"Nada disso", rebateu Etan, o cauteloso diretor de qualidade e assuntos regulatórios. "Pode ser arriscado demais." "Além disso", acrescentou Lira, diretora do financeiro, "parece que o investimento inicial seria bem alto". Todo mundo parecia ter uma posição forte e rápida: sim, sim, sim! ou não, não, não! Só que, olhando de fora, alguma coisa não estava encaixando. Realmente havia algo muito errado: uma grande questão estava escondida de todos.

Qual era o pedido?

Ninguém sabia exatamente qual era o pedido. A orientação do CEO à equipe executiva das Américas era uma demanda enorme, absolutamente vaga e uma aposta de tudo ou nada. O CEO poderia ter especificado o segmento de consumidores ao qual a divisão deveria se direcionar, se o produto deveria ser produzido em alto volume ou vendido a um preço acima da média, se a equipe deveria tentar entrar em um mercado existente com melhorias para atender às demandas do cliente ou abrir um mercado totalmente novo com um produto completamente novo, e assim por diante. No entanto, o CEO foi inflexível e estipulou que cada equipe executiva deveria tomar essas decisões para sua própria região, em parte para alavancar o conhecimento dela sobre o mercado regional, mas principalmente para promover a competição entre as regiões e gerar mais apostas de inovação para a empresa.

A demanda do presidente regional à equipe executiva foi igualmente vaga: vamos delegar a tarefa à equipe de inovação de produtos, composta de representantes de vários departamentos. À primeira vista, a orientação faz sentido. Os presidentes precisam confiar que seu pessoal tem competência para fazer o trabalho. Mas também foi assim que a decisão se tornou uma iniciativa liderada pela equipe de pesquisa, porque Res foi a voz mais alta e mais confiante na reunião.

Res estava ansioso para entregar o produto de sucesso que foi solicitado pela empresa e já tinha uma carta na manga. Ele já vinha trabalhando havia um bom tempo naquela máquina. O problema era que ele estava apresentando seu produto dos sonhos ou, em outras palavras, evangelizando e vendendo a ideia, em vez de especificar a demanda com clareza para a equipe de inovação de produtos. Ou seja, ele não fez um detalhamento realista do tempo e dos recursos que seriam necessários de cada uma das equipes representadas na reunião.

O principal argumento de Res foi simplesmente: "Pessoal, vamos lá! A gente consegue!". Mas ainda não era possível saber ao certo a viabilidade do projeto. Todas as equipes representadas na reunião precisavam avaliar o tempo necessário para desenvolver o produto no próximo ano e quais outras responsabilidades e projetos eles teriam de postergar ou cancelar.

O segundo argumento de Res foi: "Não temos nenhuma outra ideia tão promissora quanto essa, muito menos pronta para ser levada da pesquisa ao desenvolvimento". Esse argumento também não era um fato comprovado. Outros engenheiros de pesquisa deveriam ter sido incluídos na discussão. Afinal, a proposta de Res na verdade não era "Vamos apostar nessa ideia!", e sim "Vamos apostar nessa ideia e não na ideia de alguma outra pessoa". Para esclarecer o pedido, as outras ideias também precisariam ser levadas em consideração.

O terceiro argumento de Res foi: "Esse produto vai ser um enorme sucesso!". Antes de afirmar isso, ele deveria ter pedido a ajuda das vendas, do marketing e do financeiro para especificar o verdadeiro potencial da ideia. Em seguida, ele deveria ter conversado com o pessoal da engenharia, qualidade, fabricação, expedição, assistência técnica e contabilidade para calcular os custos de investimento no projeto e as despesas contínuas dos produtos vendidos para calcular a lucratividade potencial.

No entanto, todas as pessoas na reunião estavam focadas nas orientações vagas recebidas do topo e nas promessas oferecidas por Res. Apesar da resistência, o entusiasmo e o número de sins falou mais alto que a cautela do não, o que resultou no sinal verde para a próxima etapa: "Vamos começar a trabalhar na ideia de Res e ver no que dá".

Começar com uma solicitação vaga, que deixou de ser esclarecida com o rigor necessário, resultou em um sim desprovido de planejamento. A luz verde, por sua vez, disparou uma série de novas demandas e ações, sendo que cada uma consumiu um investimento considerável de tempo, energia e dinheiro. Parecia que a resposta a cada uma dessas tarefas adicionais já estava predeterminada, com o sim já implícito pela decisão inicial de avançar ao estágio de desenvolvimento.

Ninguém pensou em analisar outras ideias da equipe de pesquisa porque o projeto de Res estava consumindo a atenção e o esforço de todos. De qualquer maneira, os engenheiros de pesquisa foram retirados das tarefas relacionadas às ideias concorrentes para se dedicar a discussões com os engenheiros de desenvolvimento, que estavam tentando transformar o protótipo em um design viável, o que também passou a demandar a atenção de gerentes de produção, pessoal do departamento de compras e especialistas em qualidade de produtos.

Enquanto isso, o pessoal de marketing e vendas buscava maneiras de posicionar, promover e vender o novo produto. O financeiro se ocupou de criar um orçamento para o desenvolvimento e a projeção de receitas e lucros potenciais. A assistência técnica se voltou a analisar possíveis problemas de garantia e o detalhamento das demandas de peças de substituição e reparo. E por aí vai.

Cada reunião sucessiva da equipe multifuncional de inovação de produtos dava o aval para o próximo estágio da menina dos olhos de Res. A bola estava rolando. Muitas novas informações entravam em cena a cada passo do caminho, levando a becos sem saída, mudanças no direcionamento e retrabalho. Houve atrasos inesperados. Orçamentos e cronogramas foram alterados. Mas, depois de ter investido tanto tempo, energia e dinheiro, abortar o projeto não parecia mais uma opção realista.

Problemas surgiam e eram resolvidos e detalhes eram ajustados, resultando em aumentos de custo e atrasos a cada passo da produção. Enquanto isso, a equipe multifuncional se reunia a cada duas semanas para monitorar, medir e documentar o progresso, identificando e solucionando problemas e fazendo ajustes, tudo com o objetivo de levar o produto até o lançamento.

O produto finalmente foi lançado, mas com dois anos de atraso, e o resultado final ficou longe de ser a máquina nova e aprimorada que havia sido prometida. Acabou ficando pesado demais e, em dois anos, os custos para a empresa acabaram se mostrando muito altos uma vez contabilizados os enormes custos de garantia e assistência técnica (incluindo o frete) resultantes de todas as devoluções e reparos. O produto sobreviveu por apenas dois anos antes de ser retirado do mercado e nunca mais se ouviu falar dele.

Da última vez que se soube, os membros da equipe ainda estavam culpando e acusando uns aos outros, especialmente os colegas de outros departamentos. Mas, na verdade, o produto já tinha sido destinado ao fracasso pelas orientações vagas do CEO e do presidente regional, que levaram ao sim desleixado de Res, seguido de muitos outros pedidos desleixados, sins desleixados e, por fim, alguns nãos desleixados das pessoas que se sentiam encurraladas quando já era impossível virar o jogo (lembre-se de que o que diferencia um bom não de um não ruim é o *quando*, ou seja, o não deve ser dito na hora certa).

Ao deixar de esclarecer e analisar as demandas desde o começo, a equipe disse um sim catastroficamente desleixado no começo com uma falta de consideração espantosa mesmo com sua estrutura formalizada, colocando em movimento uma série de decisões impensadas ao longo do caminho, também apesar da estrutura formalizada das reuniões de status periódicas.

O fator humano

O que aconteceu aqui? Por que esses profissionais altamente qualificados não questionaram as demandas ao tomar as decisões, tanto enormes quanto pequenas, relacionadas ao projeto? A culpa é do "fator humano". Em outras palavras, a tomada de decisão sempre envolve pessoas. A equipe do nosso exemplo era composta – como é o caso da maioria das equipes – de tipos muito diferentes de pessoas com diferentes prioridades, interesses, personalidades e egos. Por mais que o processo decisório tenha base em dados e lógica, fatos e razão, não se iluda: o fator humano sempre está presente. No nosso estudo de caso, todos os comportamentos e todos os sins e os nãos resultaram dessas diferentes personalidades e prioridades.

Res é um inventor com um forte espírito empreendedor. Seu sucesso depende da capacidade de sua equipe de desenvolver e criar novos produtos. Res também é um entusiasta que gosta de agradar.

Salina, a diretora de vendas, só quer algo que a empresa acredita que os clientes vão querer comprar, comprar e comprar. Afinal, o sucesso de sua equipe é medido com base nos números de vendas (vendas × preço de venda médio).

Etan trabalha no controle de qualidade e conformidade regulatória. Ele e sua equipe são pagos para ser extremamente cautelosos e avessos ao risco. Seu sucesso é medido com base em indicadores como negatividade nas taxas de erro no rendimento da produção e de reclamação em relação à usabilidade. Em consequência, pessoas que trabalham com qualidade e conformidade regulatória como Etan tendem a ser muito controladoras, tentando evitar possíveis danos causados por engenheiros e vendedores e riscos desnecessários para a empresa.

Lira, das finanças, é altamente analítica e focada nos números. Ela faz projeções dos custos de desenvolvimento e das mercadorias vendidas, planeja orçamentos e quer que o produto comece a gerar retornos sobre o investimento o quanto antes.

Cada um tende a se concentrar nos dados que dizem respeito a suas responsabilidades.

O que você pode fazer?

Primeiro, ajuste a demanda

Já ficou claro que os membros da equipe multifuncional deram muitos passos em falso a cada vez que se reuniram para discutir o produto dos sonhos de Res. Antes de dar qualquer passo, eles precisariam *desacelerar*. Seria bom parar, dar uma recuada e obter a clareza e os detalhes que os ajudariam a tomar uma decisão embasada em fatos.

À primeira vista, as orientações do CEO, as ordens do presidente regional e a proposta de Res podem parecer simples e objetivas, levando a uma progressão clara. No entanto, o pedido inicial vago sempre esteve à espreita, o que levou a uma série de demandas irrefletidas, sins e nãos desleixados, e mais demandas impensadas buscando chegar a um destino que nunca ninguém soube com clareza qual seria.

Em vez de aceitar sem questionamento o pedido de Res, disfarçado como uma solução para o pedido do CEO de criar um campeão de vendas, os membros da equipe deveriam primeiro ter esclarecido o pedido *inicial* do CEO. Eles poderiam ter se informado com o presidente e a equipe executiva sobre os parâmetros corretos, para atingir um maior alinhamento vertical. Com essas barreiras de segurança, a equipe deveria ter levado várias opções em consideração e tê-las comparado com a ideia de Res, o que revelaria que o pedido de Res deixava de incluir algumas especificações importantíssimas.

Só que os membros queriam começar logo, pularam a etapa da *due diligence* e seguiram aos trancos e barrancos tentando executar um sim que deveria ter sido, no máximo, um "ainda não". Enquanto tentava transformar uma ideia vaga em um lançamento decente, a equipe fez muitos ajustes ao longo do caminho e levantou muitos questionamentos sobre a decisão inicial. Quando a coisa toda degringolou, praticamente todas as decisões tomadas pareceram erradas.

E se a história fosse diferente? E se o presidente regional tivesse, desde o começo, parado para tentar esclarecer as orientações do CEO? Por exemplo: "Você está pedindo que lancemos um novo produto de sucesso no ano que vem? Ou está pedindo para criarmos um crescimento constante na receita e apresentarmos um progresso claro em direção a um novo produto de grande sucesso a ser lançado em breve?".

O que aconteceria se os membros da equipe tivessem parado o presidente regional desde o começo e refletido sobre o pedido que ele estava fazendo: "Desenvolver um novo produto de grande sucesso para ser lançado no próximo ano"? Eles poderiam ter dito juntos:

> *"Não, isso não é possível."*
>
> Ou... *"Não, isso não é permitido".*
>
> Ou...
>
> *"Não, não é uma boa ideia... porque vai tirar recursos de ações mais factíveis que terão mais valor, como aprimorar um produto existente."*

No mínimo, eles deveriam ter dito: "Espere aí. Precisamos saber muito mais sobre o que a liderança está querendo que façamos antes de prosseguir. Precisamos definir melhor a demanda com alguns parâmetros, ou seja, incluir algumas barreiras de segurança".

Ou o que aconteceria se a equipe tivesse questionado o pedido de Res assim que ele apresentou sua ideia? Vamos lembrar que Etan (o cara da qualidade e da conformidade regulatória) e Lira (das finanças) tentaram desacelerar a equipe levantando algumas boas razões para um não. O grupo poderia ter levado a sério a cautela de Etan e de Lira se eles não tivessem o hábito de dizer não a todas as ideias.

Em vez de ouvir Etan e Lira dizer não, não, não, o grupo preferiu aderir à ideia promissora, porém vaga, de Res dizendo sim, sim, sim, mas sem saber como os sins poderiam se tornar realidade. O que o grupo deveria ter feito era parar e ajustar o pedido de Res:

> *Para começar:* "O que o mercado realmente quer? Deveríamos analisar os vários produtos possíveis que apresentam uma demanda provável ou comprovada".
>
> *Em seguida:* "O que é tecnicamente viável, não só possível? Como saber, desde o início, que estamos criando o design de um produto que pode ser fabricado com eficiência e a baixo custo e pode ser usado com segurança?".

Por fim: "Na melhor das hipóteses, quantas unidades achamos que poderíamos vender, para quem, em quanto tempo e a que custo?".

"Quais são os possíveis problemas na cadeia de suprimento que poderiam levar a atrasos na produção?"

"Quais são os possíveis erros de produção que poderiam representar custos de assistência técnica e substituição?"

Imagine se os membros da equipe tivessem desacelerado desde o começo para obter as respostas a essas perguntas. Eles poderiam ter decidido que seria impossível entregar um sucesso de vendas em tão pouco tempo, mas que isso talvez fosse possível em dois anos e que, por enquanto, o que os clientes realmente queriam era uma simples melhoria em um dos carros-chefes da empresa, o que eles poderiam entregar em menos de um ano. Os líderes de finanças e de vendas poderiam ter conversado e chegado à conclusão de que seria melhor procurar outro produto já lançado no mercado, adquirir os direitos de produção e contratar seu inventor, como a empresa tinha feito com Res dois anos antes. Esse pacote de soluções teria produzido resultados muito melhores, tudo em alinhamento com o verdadeiro pedido do CEO e a necessidade do presidente regional de atender a essa solicitação.

É na hora que o pedido é feito que você precisa investigar os detalhes antes de se comprometer demais ou, mais provavelmente, antes de se comprometer indevidamente. Muito do que dizemos uns aos outros no trabalho tem a ver com pedidos e demandas. Por que tratamos nossos pedidos – os que fazemos e os que recebemos – com tão pouca consideração?

Um pedido desleixado pode causar muitos danos. As pessoas podem entendê-lo mal, ou porque ele dá a entender mais ou menos do que realmente é, ou porque leva as pessoas a avançar na direção errada. Pode acontecer de o pedido nem ser ouvido e simplesmente cair no vácuo.

Ou as pessoas podem ouvir o pedido e resolver ignorá-lo: "Se eu me fizer de morto, quem sabe essa demanda não some da minha mesa?". Eu chamo isso de "dar um perdido no pedido". Esse tipo de comportamento é muito comum quando uma pessoa não quer atender a uma solicitação mas também não quer dizer não. Essa prática é indelicada e desrespeitosa. No mínimo, você ficará conhecido como uma pessoa pouco aberta a demandas, uma reputação não muito boa em um ambiente colaborativo. Não faça isso.

Como se abrir ao pedido

Se quiser mais poder para tomar decisões, uma das melhores coisas que você pode fazer é mostrar abertura às demandas das pessoas. Abra-se para as pessoas, ouça-as com atenção e se engaje. Isso não significa que você tem que dizer sim. Você pode ficar conhecido por ser aberto às demandas simplesmente se dedicando a elas. Esta atitude mostra que você leva a sério as necessidades das pessoas e lhes dá a devida consideração.

Quando alguém procura você com uma demanda, pense em termos de verdadeira influência. Procure oportunidades de servir e tornar-se um colaborador valioso. Pense que alguém está tentando "contratar" você para atender a alguma demanda. Mesmo se você não conseguir fazer isso, abrir-se a ela é o primeiro passo para construir o relacionamento entre vocês.

Desenvolva o hábito de abrir-se a todas as demandas, ouvir a pessoa com atenção e "domar" a demanda. Como assim, domar?

- Quando é você que está fazendo o pedido, esclareça e detalhe-o. Apresente tudo em uma proposta simples.
- Quando você estiver recebendo um pedido, ajude as pessoas a especificar as demandas. Faça perguntas e tome notas, como um médico fazendo um diagnóstico e ajudando o paciente a explicar a situação.

Não importa de que lado do balcão esteja (fazendo ou recebendo um pedido), você tem o poder de transformar a demanda em uma proposta mais ou menos simples. Afinal, uma proposta não passa de um pedido muito bem formulado.

Os elementos que a compõem são:

1. o resultado final a ser entregue;
2. os passos ao longo do caminho;
3. as diretrizes, parâmetros, sequência, cronograma, os responsáveis e o custo de cada passo.

É importante esclarecer todos os fatores com precisão e franqueza, incluindo os prós e os contras, os custos e os benefícios. O pedido pode ser minúsculo, mas você deve saber exatamente o que é necessário para atendê-lo e o resultado que pode entregar.

O problema é que a maioria dos pedidos não vem nesse formato.

Além disso, pela própria natureza de alguns pedidos e de quem os faz, se você sugerir para a pessoa organizar todos os micropedidos em uma proposta coerente, ela pode achar que você enlouqueceu ou só está criando uma burocracia desnecessária para fugir do trabalho. E não é totalmente absurdo pensar assim.

Transforme cada pedido recebido em uma proposta breve, criando o hábito de diagnosticar a demanda. Faça boas perguntas para investigar e elabore uma proposta, como se fosse um advogado, um contador ou um médico recebendo um cliente ou paciente pela primeira vez.

Esse diagnóstico do pedido é um documento que você deve consultar mais tarde, registrando os detalhes de uma necessidade de um cliente potencial. Pense que as pessoas vão poder confiar mais em suas decisões e promessas, seus sins e seus nãos, se você criar um relatório de diagnóstico, aprovado pelas duas partes, para todos os pedidos.

Todos os pedidos, grandes e pequenos, merecem um relatório de diagnóstico. Você pode fazer as anotações no verso de um envelope, na sua mão ou na caderneta que passou a levar sempre consigo. Ou pode começar a andar com um supercomputador portátil no bolso ou na bolsa para fazer anotações sempre que alguém lhe fizer um pedido. Ah! Você já faz isso. Por que não usar o seu celular?

Em um relatório de diagnóstico, você começa a coletar as informações necessárias como um primeiro passo de seu processo de *due diligence*:

1. Qual é a data e a hora para monitorar o progresso do projeto?
2. Quem está fazendo o pedido?
3. Qual é exatamente o produto final que a pessoa quer que você entregue?
4. Qual é o prazo de entrega?
5. Quais são as especificações?
6. Quais recursos serão necessários?
7. Qual é a fonte de autoridade? Quem está pedindo? Quem está autorizando? O pedido já foi aprovado? Se sim, por quem?
8. Quais são os possíveis benefícios, custos ocultos, potenciais objeções, calos que podem ser pisados?

Quanto maior ou mais complicado for, mais informações você precisa coletar. Além disso, pedidos aparentemente simples podem acabar se revelando enormes quando você começa a se aprofundar nos detalhes. Essa é uma das melhores razões para criar o hábito de fazer um relatório de diagnóstico para cada pedido, grande ou pequeno. Por fim, mostre esse documento para a pessoa que está fazendo a solicitação para ter certeza de que vocês estão alinhados.

Domine o não

É muito comum ouvir: "Para combater a síndrome do excesso de comprometimento, as pessoas precisam aprender a dizer não".

Mas não faz sentido pensar que, se, de alguma forma, você puder dourar a pílula do seu não, ele vai ser recebido com menos resistência pelas pessoas. Não estou dizendo que você deve ser indelicado. Mas lembre que o que fará com que cada vez mais pessoas aceitem seu não e não insistam é sua reputação de dizer não nos momentos certos e pelas razões certas.

Um bom não, pelos motivos certos e na hora certa, é um grande favor para todos. Poupa muito tempo e evita muitos problemas no futuro, quando um sim se revelaria um erro. As pessoas vão se lembrar disso. (Veja mais adiante neste capítulo o quadro "Sim, não ou ainda não? Como dizer".)

Não há nada como um não dito na hora certa. Lembre-se de que o não se baseia no custo de oportunidade, abrindo espaço para bons sins. Por exemplo, abortar ou postergar uma ação permite realizar alguma outra coisa.

Mas a maioria das pessoas não sabe que o timing e a lógica são fundamentais para dizer um bom não. Um não pode ser desleixado em muitos aspectos. Basta perguntar a todas as pessoas que contaram com as promessas de Rick, o faz-tudo da empresa.

Rick era muito requisitado porque sabia consertar qualquer coisa. Todo mundo queria ser atendido por ele. Mas, com o passar dos anos, ele desenvolveu um péssimo hábito. Ele dizia sim para as coisas que ele queria fazer e para as pessoas de quem gostava, e não para aquilo que não queria realizar e para as pessoas de quem não gostava. Rick começou a sentir-se muito poderoso. Mas, quando soube desse sistema seletivo, seu chefe não ficou nem um pouco satisfeito e implementou um processo decisório em que, a partir de então, todos os pedidos recebidos por Rick passariam primeiro pelo chefe e pelo novo trâmite. Nesse meio-tempo, as decisões ruins de Rick – principalmente seus nãos desleixados – o fizeram perder grande parte da reputação e do poder que ele tinha.

As pessoas dizem não indevidamente por uma série de razões. Talvez porque não gostem da pessoa que está fazendo o pedido, como foi o caso de Rick, ou por achar que a pessoa que está fazendo o pedido não é importante o suficiente e, portanto, não precisa ser impressionada. Talvez porque disseram sins demais e simplesmente não têm mais espaço para mais um.

Quando as pessoas dão um não desleixado, a decisão pode ser derrubada e elas podem ser obrigadas a atender ao pedido de qualquer jeito, mas depois de criar todo um atrito desnecessário. É claro que você é forçado a dizer muitos nãos devido à sua própria síndrome do excesso de comprometimento, que o leva a perder algumas excelentes oportunidades de agregar valor, desenvolver relacionamentos e conquistar a verdadeira influência.

Se a demanda for uma boa ideia, mas não foi apresentada com clareza ou detalhes suficientes, pode ser errado dizer não porque a melhor resposta é "Ainda não... esclareça seu pedido antes". Ainda assim, mesmo o pior não evita o desperdício de tempo, energia e recursos em escolhas equivocadas. Já deixar de agir também é uma decisão, que o priva de se engajar com o pedido e com quem o faz, além de desenvolver a experiência de tomar boas decisões.

Um excelente não depende do timing e da lógica da *due diligence*.

Quando dizer não

Dizer não no trabalho é uma maneira de evitar que você e seus colegas desperdicem tempo e atenção, além de, muito provavelmente, dinheiro e outros recursos. O não é uma maneira de proteger a si mesmo e aos outros de se comprometer com as coisas erradas, gastar recursos tentando fazer coisas que *não têm como ser feitas* (impossíveis), que *não são permitidas* (contra as regras), ou que, no fim das contas, *não devem ser feitas* (uma má ideia ou uma não prioridade).

Chamo essas razões de "portões do não", tomando de empréstimo o conceito do processo *gate review* (literalmente, "revisão de portão" ou algo como "avaliação de passagem"), uma técnica de gerenciamento de projetos que os divide em etapas distintas, sendo que cada uma deve ser submetida a um processo de revisão ou, em outras palavras, um momento de decidir seguir em frente ou não, dizer sim ou não. A cada portão, determinados requisitos devem ser satisfeitos.

Os portões do não

Você precisa passar pelo portão do não para chegar ao sim (dar ou receber um sim):

1. Eu simplesmente *não tenho como* fazer isso. Eu não tenho as habilidades, o conhecimento, o tempo, os recursos ou a energia.
2. Eu *não tenho permissão* para fazer isso. Procedimentos, regras, diretrizes ou regulamentos me proíbem de fazer isso.
3. Eu *não devo* fazer isso. Esse portão é mais difícil porque requer uma análise envolvendo a probabilidade de sucesso, o potencial de retorno sobre o investimento ou as prioridades concorrentes.

O portão do "não deve ser feito" nem sempre é claro, pelo menos no começo. É por isso que a resposta deve ser "talvez" ou "ainda não". Nesse caso, você provavelmente deve pedir para a pessoa que está fazendo o pedido elaborar uma proposta mais convincente. Você pode ter algumas objeções ou perguntas específicas.

Se a resposta for "ainda não" e a pessoa não puder esperar – ou se a resposta for "não" e ela decidiu seguir em frente sem a sua ajuda –, seria melhor evitar que isso marque o fim do relacionamento entre vocês. Pensando assim, o que mais você pode fazer nesta fase?

- Se você realmente acha que a ideia é ruim, pode tentar convencer a pessoa a não seguir em frente ou mudar os planos. Você pode estar lhe fazendo um grande favor. Quanto mais você for conhecido por tomar boas decisões, maior será sua capacidade de influenciar as pessoas e afetar os planos delas.

- Se você não vir problema algum com a ideia, mas não puder contribuir agora, pode ajudar a pessoa a encontrar apoio em outro lugar. Pode ser uma chance de você começar a criar um backup e desenvolver outra pessoa indispensável para estender e fortalecer sua rede de relacionamentos. Você estará fazendo um favor para os dois lados ao fazer a ponte entre elas.
- De um jeito ou de outro, não perca a oportunidade de deixar claras todas as maneiras como vocês podem agregar valor uns aos outros no futuro. Garanta que eles saibam exatamente o que você faz e que você saiba o que eles fazem.

Domine o sim

Todo bom não abre espaço para um sim melhor.

O sim é positivo. O sim sinaliza um acordo. O sim costuma ser algo bom. O sim deve marcar o início de uma colaboração (os próximos passos de um relacionamento no trabalho). O sim deve significar que o pedido foi claro e analisado com critério e que vocês conseguiram passar por todos os "portões do não". O sim deve significar que estamos prestes a embarcar em uma boa ideia juntos.

Mas acontece muito de o sim ser desleixado. Ele pode ser impensado e inconsequente, sem que as pessoas saibam exatamente o que está sendo pedido. Às vezes, o sim fica implícito na falta de ação. Isso acontece, em certas situações, se você passa muito tempo ignorando um pedido ou deixa alguma tarefa em suspenso, sem encerramento. O sim pode ser usado como uma arma quando a pessoa finge que concorda só para tirar alguém de seu pé. Quando o sim é um compromisso simulado com a intenção de induzir a pessoa que fez o pedido a confiar na promessa, esse sim não passa de uma fraude.

Pode acontecer de o pedido não ser claro, de modo que o sim tampouco consegue ser claro. Ou o sim é dito só para agradar por um tempo, impressionar alguém ou evitar conflitos. Ou o sim pode ser dito depois de uma série de nãos medíocres ou ruins e começa a ficar chato continuar dizendo não (em outras palavras, o sim pode ser dito sem um bom motivo).

Sim, não ou ainda não? Como dizer

O *não* dito na hora certa pelas razões certas é sempre uma dádiva. Deixe claro: não...

... eu simplesmente não tenho como fazer porque não tenho _____________ [a experiência, a habilidade, o conhecimento, o tempo, as ferramentas, etc.] necessários... Mas conheço outra pessoa indispensável que poderá atender a seu pedido.

... eu não tenho autorização para fazer o que você está pedindo porque é contra [a lei, as regras, os procedimentos ou as orientações do meu chefe]... Mas uma outra pessoa indispensável que eu conheço poderá esclarecer melhor a questão.

... eu não devo fazer o que você está me pedindo, pelo menos não agora, porque [tenho outras prioridades *ou* eu não acho que seja uma boa ideia *ou* eu preciso de mais detalhes sobre o pedido]... Vou apresentá-lo a outra pessoa indispensável ou podemos voltar a conversar a respeito daqui a *x* dias.

Lembre que você sempre pode dizer não (ou até sim) dizendo "sim"...

Posso fazer o que você está me pedindo em dois dias...

ou duas semanas... ou dois meses... ou dois anos.

Às vezes, a resposta é "ainda não"... e
... Posso fazer algumas perguntas para entender exatamente do que você precisa?
ou
... Preciso da sua ajuda para saber se tenho mesmo como atender às suas necessidades no prazo e dentro das especificações dessa vez ou se não seria melhor eu ajudar você a encontrar alguém que possa fazer isso.
E, quando você disser um sim no início de uma colaboração, deixe claro que está dizendo sim: sim...
... como eu posso te ajudar a me ajudar a te ajudar? De quais informações você precisa sobre como eu faço o que faço?
ou
... eu farei *abc* até tal hora de tal data e você fará *xyz* até tal hora de tal data; vamos marcar uma outra conversa de quinze minutos para verificar o status da tarefa na quinta-feira no fim da tarde. O que você acha?

As consequências negativas do sim desleixado

Quando as pessoas dão sins desleixados, elas prometem mais do que conseguem cumprir, mas isso vai muito além da síndrome do excesso de comprometimento. Quando você se compromete demais, perde a oportunidade de dizer sins melhores, de modo que o custo de cada sim desleixado se multiplica em termos de custo de oportunidade. Além disso, você compromete não só o seu tempo, mas também recursos e, muitas vezes, o tempo de outras pessoas (como de sua equipe, se você for chefe). Você pode demorar para perceber que deu um sim ruim e, quando isso finalmente acontece, terá desperdiçado muito tempo, energia e dinheiro. E provavelmente causou problemas que precisam ser corrigidos.

O sim desleixado também pode deixar você suscetível a erros e atrasos, desperdício de recursos, retrabalho, sem falar de um aumento descontrolado do escopo do projeto e de seu papel nele. Isso pode acontecer se o pedido for uma boa ideia, mas vago e não especificado a contento. Ou se o sim foi dito com todas as informações disponíveis, mas acabou sendo mal planejado. É como dirigir na direção errada um carro cheio de gente, desperdiçando tempo e combustível, além do desgaste do veículo. O pneu pode furar no caminho ou vocês podem sofrer um acidente. Nesse caso, você não só vai precisar voltar tudo o que percorreu como vai continuar tendo de chegar ao destino pretendido.

Além disso, os sins desleixados costumam chamar muita atenção, o que não é muito bom para sua reputação. Você pode tentar acusar e culpar os outros, mas essa atitude também não vai fazer bem para seus relacionamentos ou sua reputação. E definitivamente não vai ajudar a conquistar a verdadeira influência. (Veja o quadro "As pessoas que sempre dizem sim".)

Prepare o terreno para o sucesso de cada sim

Lembre-se de que a única função de um bom não é abrir caminho para seus excelentes sins, ou seja, para você dizer sim à colaboração, dizer sim a uma oportunidade de agregar valor e construir um relacionamento.

Todos os sins merecem um plano de execução focado, que é indispensável para um excelente sim.

Alguns sins são rápidos e descomplicados, mas merecem um plano mesmo assim. Todo sim é um compromisso, e todo compromisso merece ser levado a sério e respeitado com um bom planejamento e uma execução focada.

Se você fez um bom trabalho prestando atenção ao pedido, criando um relatório de diagnóstico e detalhando o pedido em uma proposta, e se avaliou os "portões do não", incluindo uma análise de retorno sobre investimento (ROI), deve ter uma boa ideia do que está prometendo ao dizer sim. Mesmo assim, se você ainda não estiver acostumado a trabalhar com a pessoa que está trazendo a demanda – se ela ainda não for um cliente frequente –, haverá muitos detalhes para esclarecer sobre o trabalho em colaboração. Não passe batido por eles para não ter surpresas mais tarde.

O *sim* é a hora de realmente se comprometer estabelecendo um plano de ação, especialmente se você precisar entregar um resultado definido, não importa o escopo. Como você conduz a discussão do sim para um plano? Fazendo a pergunta de ouro: "*Como eu posso te ajudar a me ajudar a te ajudar?*". Em outras palavras, quais regras você quer que eu siga para trabalharmos juntos? Qual será a frequência de sua comunicação, onde, quando e como? No que diz respeito ao trabalho em si: quem vai fazer o que, onde, por que, quando e como? Vocês precisam combinar a sequência, os prazos e as responsabilidades de todas as etapas do plano. Termine todas as conversas esclarecendo quem será o responsável por quais etapas e marcando a próxima conversa de acompanhamento. Sempre conclua com os próximos passos. O planejamento é indispensável para uma boa execução. Planeje o trabalho a fim de que você possa trabalhar para concretizar o plano.

Faça escolhas melhores, logo e com frequência

Imagine se você e todos os seus parceiros de colaboração pudessem começar a tomar decisões melhores e mais deliberadas sobre a maneira como todos vocês alocam seu tempo e energia. Cada sim implica mais trabalho a ser feito. Os capítulos a seguir "Trabalhe melhor para não ter de trabalhar mais" e "Termine o que você começa" se concentram na execução.

As pessoas que sempre dizem sim

Cuidado com as pessoas que dizem sim a todas as demandas sem pensar duas vezes. E cuidado para não ser uma delas.

O enredador

O enredador, que conhecemos no capítulo 2, costuma ser bem-intencionado, mas se envolve demais nos detalhes que dizem respeito a você e tenta envolvê-lo em muitos detalhes que dizem respeito a ele. É como se ele se sentisse sozinho e quisesse fazer de tudo para ter a sua companhia. Esse tipo costuma se apresentar como uma pessoa sempre disposta a ajudar, um companheiro fiel ou alguém em busca de companheiro fiel no trabalho. O enredador quer usar duas mãos para manusear um martelo ou, em outras palavras, quer duas pessoas fazendo o trabalho de uma. Esse tipo pode consumir muito do seu tempo e pode ser difícil se livrar dele.

O tolo generoso

O tolo generoso é sempre bem-intencionado, desesperado para ajudar, mas não faz isso muito bem. Promete fazer coisas para você em que ele simplesmente é incapaz ou que não tem permissão. Ele pode consumir muito do seu tempo, dando a impressão de que suas demandas estão sendo atendidas, mas acaba deixando você na mão. Os tolos generosos podem fazer o serviço todo acreditando que estão atendendo às suas necessidades, até que, quando entregam o trabalho, você descobre que não tem como aproveitar nada do que fizeram. Enquanto isso, você perdeu a oportunidade de contar com a colaboração de alguém que realmente poderia ajudá-lo. Seja legal com os tolos generosos, mas evite trabalhar com eles. Seja generoso, mas não seja tolo.

Promete mas não faz

Esse tipo tem a mania de prometer o que não consegue cumprir. Ele pode ser confundido com o tolo generoso porque costuma ser bem-intencionado e só quer agradar. Ele se deleita com a sensação provocada pela promessa, como se estivesse prometendo sorvete de jantar para uma criança. Os indivíduos assim acham que estão facilitando a vida ao decidir pular a *due diligence* no começo do processo. Mas sempre acabam pagando um preço alto por isso e forçando todos os envolvidos a pagar também. Alguns deles adoram se exibir. Eles adoram impressionar as pessoas nas reuniões ou quando estão falando com o chefe, um cliente ou alguma outra figura de autoridade. Eles podem se empolgar nas promessas porque querem ajudar, querem ser os heróis ou ter uma aventura. Só que eles também tendem a desistir dos compromissos que fizeram aos 45 do segundo tempo.

Se você tiver essa tendência de fazer promessas demais, lembre-se de que a gratificação imediata para você e a pessoa a quem você faz a promessa será inevitavelmente substituída pelas consequências negativas de prometer demais, na forma de promessas não cumpridas, atrasos, erros e danos ao relacionamento.

RESUMO DO CAPÍTULO

- Leve a sério as necessidades das pessoas e não deixe de analisar a viabilidade de atender a cada pedido.
- Faça escolhas melhores antes.
  - Cada boa escolha que você fizer agora poupará a todos muito tempo e evitará muitos problemas depois. Além disso, as pessoas terão mais confiança nas escolhas que você fizer no futuro.
- Preste muita atenção a todos os pedidos e faça um relatório de diagnóstico.
  - Faça boas perguntas para investigar o pedido e monte uma proposta. Use essa abordagem também para especificar os pedidos que você faz às pessoas.
- Saiba quando dizer não (ou ainda não).
  - Use os "portões do não" para se orientar:
    - Eu simplesmente não tenho como fazer isso. Eu não possuo as habilidades, o conhecimento, o tempo, os recursos ou a energia.
    - Eu não tenho permissão para fazer isso. Há procedimentos e regras que me proíbem de atender à sua demanda.
    - Eu não devo fazer isso. Levando tudo em consideração, sua demanda não é uma boa ideia nem uma prioridade para mim. A resposta pode ser "ainda não".
- Aprenda a dizer sim.
  - Todos os sins merecem um plano de execução focado.
  - Estabeleça algumas regras para vocês trabalharem juntos, defina uma frequência de comunicações, bem como uma sequência clara, prazos e responsabilidades para todas as etapas.

5

TRABALHE MELHOR PARA NÃO TER DE TRABALHAR MAIS

Petra e Michelle trabalham na gestão da cadeia de suprimento de uma empresa aeroespacial. Petra tinha acabado de voltar do almoço quando ouviu de orelhada uma conversa de Michelle ao telefone, que disse antes de desligar: "Certo. Pode deixar que eu cuido disso para você". Assim que terminou a chamada, ela murmurou: "*Eu não sou paga para isso!*".

Com um olhar suplicante, ela se voltou para Petra e disse: "Já estou até o pescoço com o meu trabalho. Não tenho tempo para ajudá-lo a fazer o trabalho dele também! Petra, não sei como você consegue".

Petra é uma pessoa indispensável. Ela faz mais, melhor e mais rápido do que qualquer outra pessoa da equipe de compras. Como se isso tudo não bastasse, ela ainda encontra tempo para treinar e orientar colegas menos experientes.

Petra respondeu com um sorriso: "Bom, quem sabe isso também não poderia fazer parte do seu trabalho?".

Michelle exclamou: "Como assim?! Eu já estou dando o máximo. Já cheguei a 100% da minha capacidade".

Petra olhou pensativa para a colega. "Mas é exatamente esse o problema, Michelle", ela disse. "Você não precisa trabalhar mais. É só trabalhar *melhor*".

É tudo uma questão de mudar seu jeito de pensar

Mesmo se você preparar o terreno para o sucesso dos seus sins, sua montanha de trabalho vai aumentar a cada sim que você disser.

Se, como Michelle, você só trabalhar mais, acabará atolado de trabalho, ressentido, cansado e encurralado. Não dá para ser uma pessoa indispensável assim. É muito vantajoso trabalhar melhor:

- Primeiro, *profissionalize tudo o que você já faz*. Seja qual for seu trabalho, dê um jeito de fazê-lo muito bem. Algumas organizações oferecem treinamentos – e bons sistemas e ferramentas de apoio – a seus funcionários para fazer cada tarefa, responsabilidade e projeto que possa surgir como parte do trabalho. Se não for o caso de sua empresa, encarregue-se você mesmo de criar seus próprios sistemas e ferramentas.
- Em segundo lugar, *especialize-se no que você faz de melhor*. Concentre o maior tempo possível fazendo as coisas que você já faz muito bem. É por isso que, ironicamente, não é de todo absurdo dizer "eu não sou pago para isso", apesar da má reputação da frase. Saiba por quais habilidades você quer ser conhecido no trabalho. Quanto mais você praticar suas especialidades, melhores serão seus resultados. Cada minuto que você passa nas coisas que faz muito bem agrega mais valor do que um minuto gasto em algo que não é seu ponto forte.
- Em terceiro lugar, *continue expandindo seu repertório*. Às vezes, como Petra aconselhou, faz sentido fazer "o que você

> não é pago para fazer". Afinal, você não quer ser aquela pessoa tão especializada que só entende da asa direita da borboleta fêmea de uma determinada espécie do sul da Tailândia. Fique de olho em oportunidades de incluir uma *nova* especialidade ao seu portfólio.

Vamos fazer uma análise mais detalhada dessas medidas.

Profissionalize tudo o que você já faz

Algumas organizações oferecem excelentes treinamentos para ensinar as melhores práticas, além de bons sistemas e ferramentas para cada tarefa, responsabilidade e projeto. Sempre que notar que faltam cursos, sistemas e ferramentas relacionadas a qualquer parte de seu trabalho, não pressuponha que você vai simplesmente dando um jeito pelo caminho. É melhor criar deliberadamente suas próprias ferramentas e sistemas.

Quando Michelle entrou no departamento de compras, ela já teve de colocar a mão na massa. A lista de pendências era enorme na cadeia de suprimento toda – desde os fornecedores até os clientes internos das áreas de pesquisa, engenharia e produção – e novos pedidos de compra chegavam todos os dias. Michelle não recebeu qualquer treinamento formal além de algumas orientações vagas. Não havia qualquer manual, modelo ou checklist. O funcionário a quem ela substituiu usava o próprio sistema, mas que não era exatamente um "sistema". Michelle começou dando uma olhada nas mensagens de e-mail e nos documentos e planilhas dele para tentar montar um sistema. Mas não encontrou muita coisa que valesse a pena. Afinal, foi por isso que ela tinha sido contratada no lugar dele.

Como todas as outras pessoas que entravam na equipe, ela foi instruída a acompanhar o dia a dia de trabalho de um colega mais experiente. Michelle puxou uma cadeira e passou mais ou menos uma semana vendo como Roberto trabalhava e como ele usava os dois sistemas informatizados do departamento. O primeiro era usado para administrar os pedidos de compra de peças, suprimentos, ferramentas e serviços. O segundo era um sistema de gestão de fornecedores para escolher o melhor fornecedor e submeter o pedido de compra. Michelle aprendeu o básico dos dois. Mas ela notou que as transações tinham muito pouco em comum. Algumas precisavam de menos informações enquanto outras precisavam de mais; alguns pedidos eram simples, enquanto outros envolviam etapas adicionais, como aprovações ou licitações, inspeções de garantia de qualidade, frete especial e assim por diante.

Sempre que Michelle perguntava a Roberto: "Por quê?", ele respondia: "Bom, é assim que funciona com esse cliente ou esse fornecedor". Até que Roberto explicou: "Cada fornecedor e cada cliente é um caso especial. É por isso que esse trabalho não é tão fácil quanto parece. Você vai se acostumar".

Não foi fácil para Michelle aprender o caminho das pedras sem ficar atolada com todo o trabalho. Foi quando Petra entrou no departamento de compras. Que alívio! Petra trabalhava na área de gestão da cadeia de suprimento de uma empresa aeroespacial maior, onde contava com excelentes programas de treinamento, sistemas e ferramentas. Ela tinha acesso a todo tipo de melhores práticas para aprender e documentar os vários requisitos e especificidades dos clientes internos e dos fornecedores. Na verdade, muitos dos fornecedores da nova empresa eram os mesmos de seu emprego anterior.

Uma das melhores práticas de Petra era entrevistar (por telefone, orientando-se por um questionário por escrito) todos os novos clientes e fornecedores para coletar informações e criar um fluxograma de processo, manuais e formulários de requisição de compra específicos para cada um. Ela ensinou seus clientes (e fornecedores) a usar os formulários sempre que eles trabalhavam com ela e eles adoraram a ideia, que agilizava e melhorava as transações. Se Petra precisasse entrar em contato com outro fornecedor para, por exemplo, pedir um orçamento, ou com uma pessoa da área de expedição e recebimento, ela tinha essas ferramentas à disposição para especificar com clareza todos os aspectos da transação, mesmo sabendo que ela só era paga para processar requisições e fazer pedidos de compra.

Petra colocou Michelle sob suas asas e compartilhou suas melhores práticas, fluxogramas, manuais e formulários de requisição de compra. Os outros compradores notaram e também começaram a usar a abordagem e as ferramentas de Petra. Quando Roberto, com quem Michelle vinha aprendendo a fazer o trabalho, começou a usar as melhores práticas e os materiais de apoio de Petra, ele comentou que teria sido ótimo se ele tivesse tido acesso a essas ferramentas quando entrou no departamento.

É isso que a profissionalização faz.

Três fatores fundamentais para a profissionalização

Para profissionalizar qualquer tarefa, responsabilidade ou projeto, faça as três coisas a seguir:

1. Identifique, estude e adote as *melhores práticas* comprovadas de sua área e sua organização. Transforme-as em procedimentos operacionais padrão.
2. Colete e reutilize *soluções replicáveis* em vez de reinventar a roda a cada vez. Essas soluções resolvem problemas recorrentes que surgem naturalmente quando você tem o hábito de usar seus procedimentos operacionais padrão.
3. Use todos os *materiais de apoio* que conseguir encontrar, como manuais, checklists, formulários e exemplos de trabalhos já feitos. Essas ferramentas ajudarão a adotar sistematicamente as melhores práticas e a usar as soluções replicáveis. Quando se acostumar com os fundamentos, comece a criar seus próprios materiais de apoio.

Melhores práticas. Qualquer tarefa, responsabilidade ou projeto normalmente pode ser feito de várias maneiras diferentes.

Qual é a melhor? A que otimiza a velocidade? A que otimiza a qualidade? O custo? A estética do produto? "Melhor" para quê?

Pense em qualquer coisa que você faz muito bem. Jogar beisebol? Pintar parede? Controlar suas finanças pessoais? Carregar caixas? Pode haver muitas maneiras diferentes de defender uma bola rasteira, mas a melhor prática é dobrar os joelhos, posicionar a luva no chão alinhada com a trajetória da bola e colocar a outra mão logo atrás da luva para dar apoio. O mesmo vale para pintar uma parede. A melhor prática é lixar a superfície, aplicar o selador, aplicar a massa corrida e só depois pintar uma ou duas demãos usando pincéis para pintar os cantos e rolos para pintar o resto. O mesmo pode ser dito do controle das suas finanças pessoais e de carregar caixas. Há muitas maneiras diferentes de fazer as coisas, mas sempre é bom conhecer a melhor prática.

As melhores práticas representam métodos que, no momento, são os mais eficazes e eficientes para atingir um resultado. Em algumas situações, todo mundo sabe quais são elas, mas é bem comum ficarem escondidas em alguma gaveta. Alguém dominou uma melhor prática sem ninguém saber. Ou só algumas poucas pessoas a conhecem. Acontece muito de as pessoas descobrirem sozinhas o caminho das pedras em vez de procurar aprender com colegas que já dominaram e estão documentando as melhores práticas, ou seja, transformando-as em procedimentos operacionais padrão e criando materiais de apoio como checklists e manuais.

Soluções replicáveis. Depois que Michelle começou a usar os modelos de Petra, ela se viu esbarrando nos mesmos poucos problemas vez após outra. Ela passou a conversar com os colegas para ver como eles faziam. Essas conversas eram entremeadas de "Eu faço assim e você?", "É melhor do seu jeito" e "Quando eu tentei fazer isso, não deu muito certo". Michelle não esperava encontrar tantas soluções e oportunidades de melhoria que ainda não tinham sido sistematizadas e disseminadas.

Por exemplo, acontecia muito de os colegas darem respostas diferentes para as mesmas perguntas. Em vista disso, Michelle e Petra decidiram fazer uma lista de "Respostas às perguntas mais frequentes". O documento registrava as soluções replicáveis e passou a ser consultado por praticamente todos os colegas do departamento de compras. Por exemplo, um determinado fornecedor tinha muitos problemas de envio de mercadorias. Para resolver isso, Michelle começou a aplicar a solução de Petra de usar um cartão de crédito para que uma transportadora se encarregasse dos fretes daquele fornecedor específico. Michelle sabia que isso era só para casos especiais, mas foi um alívio ter essa carta na manga quando o fornecedor tinha dificuldades de entrega.

Materiais de apoio. Por fim, quando se trata de profissionalizar tudo o que faz, os materiais de apoio podem ser a peça mais complicada do quebra-cabeça. Os materiais de apoio são os checklists, manuais e formulários que lhe permitem seguir sistematicamente as melhores práticas e usar as soluções replicáveis.

Além de aumentar a rapidez e a precisão do trabalho, os materiais de apoio ajudam a manter-se alinhado com sua chefia com relação à maneira que você faz seu trabalho. E, da mesma forma que Petra descobriu quando criou os formulários de requisição de compra, adaptados por ela para cada cliente, os materiais de apoio ajudam a instruir os clientes e administrar as expectativas deles, tornando seus processos claros e transparentes. E, melhor ainda, você ainda poderá usar seus materiais de apoio para treinar novas pessoas indispensáveis que poderão ajudar ou substituir você quando necessário. Com isso, seus colegas também podem se tornar especialistas profissionalizados, o que ajuda a construir um círculo virtuoso.

Como você pode criar materiais de apoio? Sempre que tiver de ajustar uma tarefa ou responsabilidade, documente por escrito suas novas e aprimoradas melhores práticas. Mantenha atualizados os procedimentos operacionais padrão e transforme-os em checklists (instruções passo a passo) ou algum outro tipo de material que seja fácil de entender e usar, não só por você mas pelos colegas também. (Veja o quadro "Transforme suas melhores práticas em materiais de apoio compartilháveis".)

Fico bobo de ver quantas pessoas criam os próprios materiais de apoio, mas nunca o compartilham com ninguém. Sempre que encontro uma dessas pessoas, faço questão de dizer: "Compartilhe isso com os colegas!". Ser a melhor fonte de informações sobre qualquer tarefa ou responsabilidade importante é uma excelente maneira de se tornar um exemplo de pessoa indispensável.

Muitas organizações já usam procedimentos operacionais padrão com base nas melhores práticas para sistematizar e otimizar o maior número possível de tarefas, responsabilidades e projetos. Sem isso, não é possível atingir a escalabilidade. Imagine administrar, digamos, uma cadeia de restaurantes sem ter especificações de layout do restaurante, cardápios, treinamento de funcionários, marketing e assim por diante. Se os gestores dessa cadeia de restaurantes forem eficazes, eles terão instituído procedimentos na forma de materiais de apoio como manuais, checklists, formulários e roteiros.

Se a sua organização tiver bons procedimentos operacionais padrão e materiais de apoio correspondentes, empenhe-se para dominá-los. Mas também preste atenção a todas as coisas que você faz para as quais ninguém criou melhores práticas nem transformou em procedimentos operacionais padrão e, portanto, em manuais, formulários ou exemplos de trabalhos já feitos.

Já vi garçons criando os próprios roteiros para atender melhor e cativar mais os clientes e para aumentar as vendas de pratos do dia, vinhos caros e sobremesas. Já vi avaliadores de imóveis usando o mesmo checklist para analisar todos os detalhes possíveis de imóveis de todos os formatos e tamanhos. Já vi engenheiros de software criando um software por cima do outro, usando o código de um programa existente para produzir um novo. Já vi gerentes de assuntos regulatórios abrir um novo registro de conformidade, não do zero, mas aproveitando um registro anterior. Já vi profissionais de marketing usar o layout de um anúncio existente como inspiração para um novo.

Uma vez criado um material de apoio, você, seus colegas e seus clientes vão se beneficiar para sempre:

- *Os materiais de apoio evitam que você fique enferrujado.* Eles podem ajudar a fazer com mais rapidez tarefas que você não realiza com frequência ou que passou um tempo sem fazer. Se você só executar a tarefa, responsabilidade ou projeto de vez em quando, é muito mais importante documentar todas as lições que aprende enquanto faz. Você não quer se dar ao trabalho de desenferrujar a cabeça a cada vez. Você não quer ter de reaprender as mesmas coisas que já aprendeu da última vez. Os materiais de apoio, como manuais, checklists e modelos, vão ajudar seu desempenho a pegar no tranco da próxima vez que você tiver de trabalhar na mesma tarefa ou em um projeto parecido. Encontre, crie e use materiais de apoio. Não se deixe enferrujar.

Transforme suas melhores práticas em materiais de apoio compartilháveis

Veja como criar um material de apoio compartilhável:

1. Anote instruções passo a passo para a tarefa, de cabeça ou consultando um colega ou alguma outra referência que você tiver disponível no momento. Divida cada tarefa em suas etapas constituintes e, por sua vez, cada etapa em uma série de ações concretas.
2. Execute a tarefa, bem devagar, consultando as instruções que preparou. Enquanto realiza a tarefa, faça correções e acréscimos às suas instruções.

3. Refaça a tarefa, bem devagar, acrescentando correções. Inclua o maior número de detalhes que conseguir pensar em cada etapa (e entre elas).
4. Elabore uma nova versão das instruções passo a passo na forma de um checklist.
5. Peça para um colega usar seu checklist para fazer a tarefa. Solicite sugestões de correções e acréscimos.
6. Continue consultando o checklist para fazer a tarefa e vá fazendo anotações ao longo do caminho. Lembre-se de que não adianta ter um checklist se ele não for usado. Vá marcando cada item do checklist à medida que avança. Escreva comentários nas margens do *checklist*.

- *Os materiais de apoio impedem de entrar no piloto automático.* No outro extremo, estão as tarefas que você faz com frequência, todos os dias ou até várias vezes ao dia. Materiais de apoio como checklists impedem de fazer essas coisas distraidamente, no piloto automático.

Quando você faz uma tarefa sem pensar, erros são cometidos, a qualidade cai e oportunidades são perdidas. Você pode começar a achar que consegue fazer malabarismos com outras tarefas. Sua taxa de erros começa a subir. Quando isso acontece, é hora de desacelerar, pegar suas instruções e checklists, segui-los passo a passo eu ir ticando cada item à medida que os completa. Assim, seus materiais de apoio podem ajudá-lo a se manter focado e a controlar a qualidade de seu trabalho. Pense neles como ferramentas de *mindfulness* para garantir que você está fazendo tudo direitinho. Não se permita entrar no piloto automático.

Mas às vezes, ao invés de servirem como prevenção, todos esses checklists e materiais de apoio podem fazer justamente o contrário: induzi-lo a entrar no piloto automático, especialmente se você usar as mesmas ferramentas repetidamente. Depois de um tempo, elas começam a virar rotina. Em vez de usá-las como ferramentas de *mindfulness*, você não só deixa de prestar atenção a elas como passa a ignorá-las.

Se isso acontecer, é hora de dar uma chacoalhada nas coisas. Um exemplo simples é pegar seu checklist e mudar a ordem dos itens. Ou incluir uma série de subetapas a cada item, criando vários checklists dentro de um checklist. A ideia é se forçar (e forçar os outros) a parar e pensar. Se o checklist não o estiver levando a parar e pensar, mude de novo a ordem dos itens.

- *Os materiais de apoio ajudam a desenvolver outras pessoas indispensáveis.* Compartilhar seus materiais de apoio (detalhando as melhores práticas e as soluções replicáveis) ajudará você a aumentar a capacidade produtiva das pessoas, reforçar a confiança delas em você e melhorar a colaboração entre vocês.

É assim que você desenvolve outras pessoas indispensáveis. Quando estiver lotado de trabalho e precisar dizer não a um cliente, peça ajuda a uma das pessoas indispensáveis que você ajudou a desenvolver. Você sabe que elas farão um bom trabalho porque já têm experiência com todos os seus materiais de apoio e modelos. Com isso, elas vão poder entrar em cena e botar a mão na massa imediatamente. Essa é uma vantagem que você poderá oferecer a seus clientes internos, mesmo se já estiver com a agenda cheia e não estiver disponível para fazer o trabalho pessoalmente. E é uma vantagem que você poderá oferecer às pessoas indispensáveis indicadas porque terão a oportunidade de agregar valor e se desenvolver cada vez mais como pessoas indispensáveis aos olhos de todos.

- *Os materiais de apoio ajudam a ensinar seus colaboradores multifuncionais.* As instruções e os checklists criados por você mostram a seus colaboradores como você trabalha e, ao mesmo tempo, os ensina a trabalhar com você.

Quando você trabalha com seus clientes internos de outras equipes, funções ou departamentos, é comum eles terem muitos pontos cegos sobre o que você faz, como faz e como eles podem trabalhar melhor com você. Eles podem se perguntar: "Por que você está me fazendo essas perguntas todas?". E "Por que você está demorando tanto?". Se não souberem tudo o que é necessário para você (e sua equipe) concluir uma tarefa, responsabilidade ou projeto, eles podem ficar frustrados e ressentidos.

Use seus materiais de apoio para alinhar seus parceiros multifuncionais. Ajude-os a saber exatamente quais etapas são necessárias para você poder atender às necessidades deles. Quanto mais eles souberem sobre o seu trabalho no que diz respeito a eles, maiores serão as chances de verem oportunidades de ajudar você a ajudá-los – e vocês poderão melhorar a colaboração e ajustar seus sistemas tendo em vista o melhor e mais rápido resultado ao mesmo tempo que aprimoram o processo colaborativo.

Especialize-se no que você faz de melhor

Identifique exatamente o que você faz de melhor. Depois de profissionalizar seu trabalho, desenvolva e aperfeiçoe sua especialidade. Com isso, o eventual argumento de que "esse trabalho não é uma especialidade minha" passa a ser um bom motivo para dizer não. E soa muito melhor do que "não sou pago para fazer isso". Tudo isso ajuda você a trabalhar melhor para não ter de trabalhar mais.

Vamos voltar ao exemplo de Michelle. Depois que começou a trabalhar com Petra para profissionalizar seu trabalho – simplificando as melhores práticas, documentando soluções replicáveis e criando e usando todo tipo de material de apoio –, Michelle se concentrou no que ela fazia bem e, em seguida, no que fazia de *melhor*.

Ela começou se especializando em lidar com determinados fornecedores que tinham processos de documentação de pedidos especialmente complexos devido à natureza técnica das peças que forneciam. Depois de dominar essas transações complexas, ela se dedicou a atender aos cientistas da área de inovação.

Essas duas especialidades refletiam qualificações que Michelle tinha passado anos desenvolvendo em vários empregos diferentes: documentação técnica complexa (ela é formada em engenharia elétrica) e comunicação altamente técnica com pessoas do tipo "cientista maluco". Melhorar suas especialidades – entender as demandas dos pesquisadores e fazer pedidos altamente técnicos – deu um novo sentido ao trabalho de Michelle, ajudando-a a manter o foco e a definir prioridades. E destacou seu valor no departamento de compras.

Você tem uma especialidade? O que você faz de melhor? Quais são as tarefas, responsabilidades ou projetos que você domina? Se você domina um trabalho, sabe exatamente o que fazer e como fazer, o que pode dar errado e como (em geral) evitar os problemas. Você também sabe o que é necessário fazer e providenciar, no microcosmo de sua especialidade, para pedir às pessoas: "Me ajuda a te ajudar a me ajudar". Você sabe como otimizar sua capacidade produtiva, maximizar seu impacto e aumentar radicalmente o ROI de seu trabalho.

Além do mais, você sabe que, a cada minuto que passa trabalhando em uma de suas especialidades, agregará mais valor, melhor e mais rápido, do que alguém que não desenvolveu a mesma especialidade ou do que você agregaria se passasse um minuto de seu tempo trabalhando em qualquer coisa que não envolva suas especialidades. Isso se aplica tanto a cavar valas quanto a realizar cirurgias.

"Trabalho com procedimentos altamente especializados fazendo cirurgias corretivas de defeitos de nascença em recém-nascidos, envolvendo cirurgias no tórax, abdominais e urológicas", diz Naomi, uma cirurgiã neonatal. "Já fiz milhares de cirurgias.

Cada caso é um caso, mas todos têm muito em comum." Se o seu filho recém-nascido precisasse ser operado, qual cirurgião você escolheria para fazer o procedimento? Você não escolheria o cirurgião que não fez esses procedimentos repetidamente. Disso eu tenho certeza.

E se você precisar cavar uma vala? "Já faz um bom tempo que trabalho cavando valas", diz George, um gerente de programas de uma empresa de mineração. "Comecei como operador de britadeira e fui subindo até operar máquinas maiores. Trabalhei em centenas de escavações. E tenho experiência em todas as etapas de praticamente todos os tipos de escavação."

Quando precisar cavar uma vala, quem você vai chamar? Você não vai querer a pessoa que nunca trabalhou em todas as etapas de praticamente todos os tipos de escavação. Ou a pessoa que só sabe manejar a britadeira para abrir um buraco na rua.

Os verdadeiros especialistas não só profissionalizam tudo o que fazem como são tão experientes que acumulam memórias e exemplos de resultados, procedimentos e modelos de sucesso de todas as responsabilidades ou projetos recorrentes para sempre ter uma base para começar.

Se você é um especialista, sabe usar seus procedimentos operacionais padrão, soluções replicáveis, materiais de apoio e exemplos de sucesso para instruir sobre o que você faz e ajudar os colegas a ajudar você a ajudá-los. No entanto, não caia na armadilha de só atingir a excelência na parte que você gosta de fazer e negligenciar os aspectos dos quais não gosta ou que não considera tão importantes. É um erro muito comum e não faltam exemplos, que muitas vezes envolvem a parte burocrática de qualquer atividade. George, da empresa de mineração, diz: "Alguns colegas são excelentes operadores de maquinário pesado, mas fazem as verificações de segurança de qualquer jeito e não seguem o checklist de mudança de turno. Eu vivo dizendo que isso também faz parte do trabalho deles. Se você não fizer essas coisas, vai deixar alguém na mão".

Outro exemplo clássico é o vendedor que adora vender mas não faz os relatórios de vendas e monitoramento de clientes potenciais e não segue os procedimentos de pedidos. Ou o cientista pesquisador ou engenheiro de desenvolvimento que adora trabalhar com tecnologia, mas despreza toda a documentação necessária para áreas como controle de qualidade, regulamentação, transferência para a produção e assim por diante.

Continue expandindo seu repertório

Para atuar melhor, não basta profissionalizar seu trabalho e se especializar nele. Você também precisa crescer, mudar e se expandir para se tornar ainda mais indispensável. Para fazer isso, deve aumentar, ampliar e profissionalizar constantemente seu repertório de especialidades para entrar em áreas que vão *além* de seu trabalho. Quanto mais delas tiver, mais tempo você poderá dedicar a agregar valor e menos tempo precisará passar fazendo coisas que não fazem parte de seu trabalho (porque se especializou nessas coisas). É exatamente no trabalho que você não é pago para fazer que poderá encontrar a maioria das novas oportunidades de expandir sua experiência.

Sempre que ouço alguém dizer (ou suspeito que a pessoa possa estar pensando): "Eu não sou pago para isso", "Isso não é trabalho meu" ou "Isso não é da minha alçada" (que não passam de maneiras diferentes de dizer a mesma coisa), sei que isso pode ser ao mesmo tempo uma vantagem e uma desvantagem porque:

- Se esta não for uma pessoa indispensável, ela provavelmente quer dizer: "Eu não quero fazer isso", "Eu não deveria fazer isso" ou "Você não pode me obrigar a fazer isso". Em resumo, ela está resistindo ao trabalho adicional. Isso é uma desvantagem.
- Por outro lado, se for uma pessoa indispensável, ela pode querer dizer: "Eu não sei fazer esse trabalho bem nem rápido, desconheço as melhores práticas para isso e não tenho a expe-

riência necessária para evitar erros e atrasos desnecessários". Essa é uma vantagem. Afinal, o que a pessoa realmente quer dizer é: "Eu tenho as minhas especialidades e o que você está pedindo não se inclui nelas". Ela está dizendo que pode fazer um excelente trabalho e é uma excelente colaboradora em uma de suas especialidades. Se de alguma forma você conseguir convencê-la a dizer sim apesar de a demanda não estar incluída em uma de suas especialidades, já estará avisado: a pessoa vai levar um tempo para aprender a atender a essa necessidade para você.

Quando você se pegar pensando: "Eu não sou pago para isso" (jamais diga em voz alta!), pare um pouco e bote a mão na consciência: será que você não está resistindo ao trabalho? Se for assim, pare com isso. Ou será que você só está tentando trabalhar melhor? Nesse caso, quando é o momento certo de dizer: "Me desculpe, mas essa não é uma das minhas especialidades"? E quando é melhor falar: "Essa não é uma das minhas especialidades... *ainda*. Eu adoraria ter a chance de incluir isso no meu repertório. Mas já vou avisando: não tenho muita experiência nisso".

Como já vimos, é exatamente no meio das coisas que ainda não são de sua alçada que todas as novas oportunidades estão.

Petra encorajou Michelle a pensar que aquela tarefa adicional *também poderia fazer parte de seu trabalho*. Quando Michelle parou para pensar, ela viu o que Petra queria dizer. Ao profissionalizar seu trabalho – documentando seus mapas de processo, manuais e modelos para cada cliente e fornecedor e planejando a utilização de recursos –, ela conseguiu descobrir o que realmente fazia de melhor: processar solicitações complexas e de alta tecnologia para os cientistas pesquisadores mais sofisticados. Como esses pedidos geralmente exigiam embalagens e fretes especiais, Michelle desenvolveu toda uma rede de contatos, ferramentas e técnicas para a remessa de equipamentos delicados e materiais perigosos.

Ao fazer o que ela não era paga para fazer (ajudar os cientistas a preparar requisições complexas e auxiliar o pessoal de logística, expedição e recebimento a providenciar embalagens e transporte especiais de equipamentos e materiais), Michelle expandiu enormemente seu repertório de especialidades. Michelle diz: "Depois que Petra me ajudou a perceber que eu podia otimizar o trabalho e lidar melhor com diferentes fornecedores e clientes, ficou muito mais fácil administrar minha carga de trabalho. Seguindo o conselho dela, consegui expandir meu escopo e dominar uma tarefa diferente. Desde então, venho incluindo uma responsabilidade depois da outra, profissionalizando todos os aspectos do meu trabalho".

Quando você realmente não é pago para fazer alguma coisa

Apesar de todas as vantagens de expandir seu repertório, você ainda precisa refletir com muito critério antes de dizer sim ou não a uma nova tarefa, responsabilidade ou projeto.

Às vezes, você realmente não é pago para fazer um trabalho. Nem todas as oportunidades são igualmente promissoras. As menos promissoras se enquadram em duas categorias:

- *O trabalho que não leva a nada.* Algumas tarefas simplesmente não levam a nada, além de ser demoradas e nos levar a desperdiçar um tempo valioso fazendo algo que nem chega a ser interessante ou divertido. Fique atento a atribuições desse tipo e faça de tudo para evitá-las.

Como reconhecer um trabalho que não vai passar de uma grande perda de tempo? Quando, por exemplo, alguém lhe pede para fazer algo praticamente impossível, você pode achar óbvio que a empreitada vai ser uma grande perda de tempo. Mas uma empreitada difícil e ambiciosa – digamos, enviar um foguete à lua – e uma empreitada impossível são duas coisas bem diferentes.

Um trabalho difícil e ambicioso pode ser uma grande oportunidade para você.

Uma boa maneira de reconhecer uma demanda que não vai levar a nada é analisar a reputação da pessoa que está fazendo o pedido. Ela já fez com que você perdesse seu tempo antes? Já fez outras pessoas perder o tempo delas? O problema é que julgar as solicitações de um colega com base na reputação ou até na sua própria experiência com ele pode dar *a você* a reputação de não saber trabalhar em equipe ou só atuar com integrantes da sua panelinha ("Me recuso a trabalhar com certas pessoas"). E você pode estar deixando passar uma grande oportunidade.

O principal indicativo desses becos sem saída é uma solicitação vaga. Se o pedido for feito antes da hora e alterado repetidas vezes, você tem grandes chances de avançar na direção errada sem conseguir realizar muita coisa. Às vezes acontece de esse tipo de projeto ir minguando aos poucos por conta própria e, quando ele finalmente morre na praia, fica claro que nem devia ter começado. Outras vezes, eles são revistos e se transformam em bons projetos. De qualquer maneira, o trabalho inicial acaba não passando de uma grande perda de tempo.

- *Você é a pessoa errada para o trabalho.* Alguém precisa fazer um testamento, mas você é um dentista, não um advogado. Ou alguém precisa arrancar um dente, mas você é um advogado, não um dentista. Ou cem caixas pesadas precisam ser transferidas de um lado ao outro no galpão, mas você trabalha no administrativo e nunca dirigiu uma empilhadeira.

Em alguns casos, seria ridículo tentar fazer a tarefa sozinho. Mas a grande vantagem da arte de ser indispensável é que, cada vez mais, se você for uma pessoa indispensável detentora de uma verdadeira influência, terá muitos bons clientes e saberá onde encontrar outras pessoas indispensáveis ou pessoas que você pode ajudar a desenvolver.

Você sabe quem é quem e onde encontrar as pessoas certas, pode fazer pontes e indicações, o que por si só já seria de grande ajuda. Se você for uma pessoa indispensável, suas indicações terão mais peso (veja mais sobre como encontrar e desenvolver pessoas indispensáveis no capítulo 8). Isso remete, mais uma vez, à importância de construir sua rede de relacionamentos e tornar-se indispensável criando a reputação de fazer a ponte entre diversos talentos indispensáveis.

A tarefa talvez possa fazer parte de seu trabalho (pelo menos às vezes). E o que dizer das situações nas quais seria melhor incluir em seu trabalho uma tarefa que aparentemente não faz parte dele? Isso pode acontecer em três casos:

1. *Alguém precisa fazer a tarefa... e poderia muito bem ser você (pelo menos às vezes).* Não estou falando de tarefas de apoio às suas responsabilidades mas que ainda fazem parte de seu trabalho, como as checagens de segurança que os operadores de máquinas pesadas precisam fazer, checklists de mudança de turno na enfermaria de um hospital ou a necessidade de lavar as mãos antes de entrar na sala de cirurgia no caso de um cirurgião neonatal.

Estou falando das tarefas soltas que surgem de vez em quando, mas que ninguém é responsável por fazer e que alguém precisa realizar. Você pode se oferecer para uma tarefa isolada ocasional como cortesia ou para demonstrar trabalho em equipe, consideração pelos colegas e sacrifício. E ainda tem o ROI do relacionamento. As pessoas notam, ficam gratas e se lembram de seu gesto. Por exemplo:

– Mesmo sem trabalhar na equipe de limpeza do escritório, nada o impede de esvaziar a lata de lixo no meio do dia quando ela transborda.

– Mesmo sem fazer parte da equipe de manutenção do escritório, nada o impede de tirar uma folha de papel que ficou presa na impressora.

– Mesmo sem trabalhar na cozinha, nada o impede de fazer o café quando você for o primeiro a chegar no escritório.

– Mesmo sem ser o gerente administrativo, nada o impede de trazer a correspondência ou receber uma encomenda.

– Mesmo sem trabalhar na equipe de treinamento, nada o impede de tirar um tempinho para ensinar um colega a resolver alguma coisa no computador.

Mas tome cuidado: você não quer ser aquele aspirante a pessoa indispensável que diz sim a toda e qualquer demanda. Nesse caso, em vez de ser uma pessoa indispensável, você se transformará no faz-tudo do escritório.

2. *A tarefa não é muito distante de sua especialidade*. Esse tipo normalmente representa as oportunidades mais naturais e fáceis de expandir seu repertório. Estou falando, por exemplo, do cirurgião neonatal especializado em cirurgias torácicas, abdominais e urológicas que aprende uma nova maneira de fazer um procedimento usando uma nova tecnologia ou inclui um procedimento cirúrgico da garganta em sua lista de especialidades. Do escavador que aprende a operar um maquinário pesado novo e maior ou a fazer uma escavação nova e diferente. Da garçonete que aprende a substituir a recepcionista para receber os clientes que chegam ao restaurante. Esses são exemplos de tarefas que não diferem muito de suas outras responsabilidades e são relativamente fáceis de incluir a seu repertório de especialidades. Faz sentido se oferecer para essas tarefas.

3. *A tarefa representa uma oportunidade completamente nova de expandir seu repertório ou até redirecionar ou mudar sua carreira*. É sempre uma boa ideia diversificar seus conhecimentos, habilidades, relacionamentos, experiências, melhores práticas, ferramentas, modelos e soluções replicáveis.

É dominando novas especialidades que você consegue diversificar suas oportunidades de agregar valor. Algumas especialidades são mais fáceis de incluir do que outras. A maioria requer algum treinamento atualizado. Outras exigem uma nova faculdade. É a garçonete do restaurante que decide que quer trabalhar na cozinha. Só que ela precisa aprender a cozinhar primeiro. É o escavador que decide atuar na manutenção de máquinas pesadas. Ele precisa aprender a ser um mecânico. É o cirurgião neonatal que decide que vai começar a operar adultos.

Ou o advogado que decide ser dentista. Ou o dentista que decide ser advogado. Ou você pode decidir usar sua formação em odontologia na nova carreira no direito concentrando-se, por exemplo, em casos de erros odontológicos, representando ou até processando dentistas. Meu exemplo favorito é o doutor Eric Ploumis, um odontologista de Nova York que decidiu estudar direito. Essa decisão, por si só, não é tão incomum assim. Mas Ploumis não trabalha processando nem defendendo esses profissionais. Ele mantém um consultório de odontologia e um escritório de advocacia, um do lado do outro. Pacientes ou clientes entram por uma porta em seu escritório para falar sobre um contrato ou entram por outra porta em seu consultório para tratar uma cárie.

Como expandir seu repertório

Seja sistemático ao expandir seu repertório de especialidades.

Não se intimide, mas também não seja totalmente destemido. Digamos que você tenha acabado de receber o que parece ser uma nova tarefa interessante de um novo e promissor cliente interno. E se você nunca fez nada parecido? E se, só de pensar, você já começa a suar frio, achando que não vai conseguir dar conta? Não se deixe intimidar. Pense na tarefa como uma chance de aprender e crescer.

Mas também não seja ingênuo nem arrogante sobre sua capacidade. Muitas pessoas assumem uma nova tarefa ou atribuição pensando: "Qual é a dificuldade disso?". Normalmente, a resposta é: "Muito maior do que você imagina". Não subestime o que está sendo solicitado.

Não tente descobrir sozinho como fazer o novo trabalho. Você não precisa ficar dando murros em ponta de faca nem reinventar a roda sozinho. Essa abordagem é para amadores.

Faça o que fizer, transforme a tarefa em um trabalho do conhecimento. Alguns especialistas dizem que o trabalho do conhecimento depende *daquilo* que você faz. Se as suas tarefas, responsabilidades e projetos exigem um nível especialmente alto de treinamento, educação e certificação (como é o caso de médicos, engenheiros ou professores), eles se encaixam na categoria de trabalho do conhecimento. Por outro lado, esses especialistas dizem que, se o seu trabalho não requer esse tipo de aprendizado (como cavar uma vala, por exemplo), ele *não é* um trabalho do conhecimento.

Eu discordo.

Nas nossas pesquisas, todo dia vemos pessoas fazendo um trabalho que não parece exigir um conhecimento particularmente esotérico, mas mesmo assim são extremamente sistemáticas ao alavancar informações, técnicas e perspectivas em tudo o que fazem. (Também vi muitas pessoas realizando de qualquer jeito trabalhos típicos do conhecimento.)

Na nossa definição, o trabalho do conhecimento não envolve apenas o que, mas *como* você faz o que faz. É aqui que entra a importância de aprender à vista de todos. Se você for deliberado ao pedir ajuda e ao aplicar as informações, técnicas e perspectivas que aprendeu a tudo o que faz, estará realizando um trabalho do conhecimento mesmo se ele for cavar uma vala.

Mas o que isso quer dizer? Quer dizer que, em tudo o que fizer, você deve se manter aberto a novas ideias, evitar os preconceitos, questionar suas premissas e ir atrás das informações necessárias. Feito isso, estude, pratique e observe para desenvolver sua base de conhecimento e seu conjunto de habilidades. Pense na pessoa mais competente que você conhece. É quase certo que essa pessoa não deixa passar nenhuma oportunidade de aprender. O maior erro que impede as pessoas de ser mais competentes é achar que a competência é uma qualidade fixa, não um processo dinâmico.

A melhor coisa que você pode fazer quando quiser desenvolver qualquer novo conhecimento ou habilidade é começar fingindo que não sabe nada a respeito (ou pelo menos admitir que não sabe tudo a respeito). Pergunte-se: quais conhecimentos, habilidades e aprendizados me ajudariam nessa nova tarefa ou responsabilidade? Quais informações preciso estudar? O que preciso memorizar ou praticar repetidas vezes? A repetição costuma ser a chave do sucesso.

Seja um trabalhador do conhecimento. Faça de tudo para aprender a cada passo do caminho e aplicar o que aprende a tudo o que fizer.

Aprenda à vista de todos. Quando você assume uma nova atribuição ou responsabilidade, não entre no caminho do fracasso pensando: "Não quero que ninguém me veja aprendendo isso, porque as pessoas podem deixar de confiar em mim e no meu trabalho". Não há necessidade de aprender às escondidas.

Qualquer pessoa com alguma experiência com aprendizagem sabe que as pessoas que não se escondem para aprender são as que mais aprendem. Quando você aprende à vista de todos, seus colegas (pelo menos os melhores) terão mais confiança em você, não menos. Seja 1.000% transparente para acelerar sua curva de aprendizado. Encontre alguém para ajudá-lo a aprender a habilidade que você quer desenvolver. Faça boas perguntas. Informe-se sobre as melhores práticas: onde você pode encontrar informações atualizadas sobre elas, aprendê-las, criar procedimentos operacionais padrão e implementá-las? Informe-se sobre problemas recorrentes e soluções replicáveis para saber o que fazer. Informe-se sobre os materiais de apoio existentes, como modelos, checklists e exemplos de trabalhos já feitos com os quais você pode aprender ou que pode usar ou adaptar.

Deixe claro, a cada passo do caminho, que você está aprendendo e praticando a nova tarefa, responsabilidade ou projeto paralelamente a seu trabalho principal. Continue fazendo boas perguntas a pessoas indispensáveis ao longo do caminho e vá desenvolvendo melhores práticas, soluções replicáveis e materiais de apoio.

Não reinvente a roda. Muitas pessoas acabam reinventando a roda quando estão aprendendo algo novo simplesmente porque não sabiam que a roda já tinha sido inventada.

Pode ser que você já tenha passado por isso. Você chega no meio – ou até no fim – de uma tarefa, responsabilidade ou projeto e descobre: "Isso já foi feito antes! Por que ninguém me contou?". A pergunta que você deveria se fazer é: "Por que *eu* não me informei antes?".

Lembre-se de onde começamos: profissionalize tudo o que faz. Não deixe de fazer isso ao mergulhar em algo novo: procure as melhores práticas, soluções replicáveis e materiais de apoio (especialmente exemplos de sucesso). A maioria das novas tarefas, responsabilidades, projetos e problemas que você encontra no trabalho, mesmo se forem novos para você, provavelmente já foi feita por alguém. Algumas pessoas fizeram melhor do que outras. Algumas fizeram um trabalho espetacular que se transformou em uma melhor prática. Só que acontece muito de as melhores práticas ficarem escondidas na gaveta de alguém.

As melhores organizações estão sempre de olho para encontrar as melhores práticas e disponibilizá-las a todos. Sempre que uma melhor prática é identificada, ela deve ser transformada em procedimentos operacionais padrão, deve ser um aprendizado obrigatório para as pessoas relevantes e ser sistematicamente incorporada a programas de treinamento e materiais de apoio.

Trabalhe cada vez melhor

Ao desenvolver suas melhores práticas, soluções replicáveis e materiais de apoio, você estará desenvolvendo seu repertório de serviços e produtos ou, em outras palavras, suas especialidades.

Provavelmente você será mais rápido e melhor prestando os serviços e fornecendo os produtos com os quais tem mais experiência. São os serviços e produtos com os quais você teve a chance de fazer um "test drive". São as suas especialidades, as coisas pelas quais você quer ser conhecido como uma pessoa indispensável.

Você quer atrair um número cada vez maior de clientes, internos ou externos, em busca desses serviços e produtos que você está preparado para oferecer e para os quais desenvolveu boas ferramentas e procedimentos. Quando as suas soluções replicáveis se transformam em melhores práticas, você adora vê-las sendo adotadas pelos colegas e se transforma em uma espécie de líder de um grupo de pessoas que se unem ao redor da sua experiência e do seu repertório de especialidades. Se os seus chefes notarem, melhor ainda. Muitas vezes isso pode acelerar as promoções e levar a mais autoridade formal na organização.

Continue desenvolvendo seu repertório, mas nunca se esqueça de que, quanto mais ocupado você for e maior for sua carga de trabalho, mais você vai precisar focar a execução sistemática. Não tente ser um malabarista. Seu trabalho só será bom se você conseguir terminar o que começou.

RESUMO DO CAPÍTULO

- O que o "não sou pago para isso" realmente pode significar...
  - "Eu não sei fazer esse trabalho bem nem rápido, desconheço as melhores práticas para isso e não tenho experiência para evitar erros e atrasos desnecessários."
- Profissionalize tudo o que faz:
  1. Identifique, estude e adote as melhores práticas em vez de pensar "Gosto de ir descobrindo como fazer à medida que avanço" e "Eu faço do meu jeito e não interessa como os outros fazem".
  2. Colete e reutilize soluções replicáveis em vez de reinventar a roda.
  3. Desenvolva e use materiais de apoio.
- Especialize-se no que você faz de melhor.
  - Saiba por quais especialidades você quer ser conhecido no trabalho. Cada minuto que você dedica às coisas que faz muito bem agrega mais valor do que o mesmo tempo gasto em algo que não é sua especialidade.
- Continue expandindo seu repertório.
  - Procure oportunidades de incluir uma nova especialidade. Aprenda à vista de todos e acelere sua curva de aprendizado. Profissionalize cada nova especialidade encontrando, desenvolvendo e aplicando melhores práticas, soluções replicáveis e materiais de apoio.

6

TERMINE O QUE VOCÊ COMEÇA

Uma vez, fui contratado por uma companhia de seguros para avaliar e treinar uma executiva de nível médio que chamarei de "Malabarista". A Malabarista vivia tão ocupada com tantas responsabilidades e projetos que estava se transformando em um gargalo, fazendo malabarismos com uma série de tarefas sem conseguir terminar nada. O chefe e os colegas estavam começando a reclamar.

Quando fui à sala da Malabarista na hora marcada para nossa reunião, peguei-a olhando fixamente para o computador. Ela não me viu à porta e seu telefone tocou. Sem desviar o olhar da tela, a Malabarista atendeu a ligação no viva-voz: "Oi, estou tentando terminar umas contas aqui e tenho uma reunião em alguns minutos. Você está precisando de alguma coisa?". Ouvi a pessoa dizer do outro lado da linha: "Desculpe. Achei que a gente tivesse marcado de se falar por telefone neste horário". A Malabarista respondeu: "Pode falar. Você tem razão. Acabei marcando duas coisas no mesmo horário". Foi quando ela me viu à porta e gesticulou me chamando para entrar na sala.

A pessoa do outro lado da linha comentou, rindo: "Mas você faz isso direto! Tudo bem, podemos marcar nossa conversa para outro dia".

A Malabarista disse: "Obrigada. Me mande um e-mail para me lembrar. Desculpe. Vamos nos falando". Ela desligou o telefone e olhou para mim.

Perguntei: "Você precisa de alguns minutos?".

A Malabarista respondeu: "Não se preocupe. É sempre assim. Tenho tanta coisa para fazer que vivo fazendo malabarismos".

Assim que começamos a reunião, vi que ela estava ansiosa para me impressionar com sua enorme carga de trabalho. Um quadro branco em sua sala continha uma longa lista de projetos e responsabilidades. Eu só pensei: "Ah, aqui estão todos os projetos nos quais você está sendo um gargalo para seus colegas...".

"Você pode me falar um pouco mais sobre o que faz no projeto A?", perguntei. "E no projeto B?" E assim por diante. A Malabarista tinha muito a dizer sobre cada projeto, mas eu ainda não estava conseguindo entender o que ela realmente fazia.

Finalmente, eu disse: "Certo. Você chega ao escritório de manhã. Pega um café e vem para a sua sala. Depois, o que você faz? Vá me dizendo na ordem".

A Malabarista virou a tela do computador para mim e me mostrou uma agenda lotada, com reuniões e conferências telefônicas marcadas umas por cima das outras, além de um programa de gerenciamento de tarefas repleto de pendências que passavam claramente de um dia para o outro.

Eu disse: "Mas quais dessas tarefas você terminou hoje?".

A Malabarista não soube o que responder. "Passei o dia todo tão ocupada que nem sei o que fiz. Você já teve um dia assim?" Suspeitei que a maioria dos dias dela fosse assim.

O celular dela começou a vibrar, o computador começou a bipar e o telefone fixo começou a tocar. A Malabarista disse: "Só um minutinho, por favor".

Um minutinho se transformou em outro e mais outro. Como parecia que a Malabarista tinha uma urgência para resolver, concluímos nossa conversa e concordamos em agendar uma reunião de acompanhamento.

Não é difícil ver que a Malabarista é uma pessoa muito ocupada. Mas sua falta de foco a impede de terminar o que ela começa. Como muitas pessoas, a Malabarista passa muito tempo no trabalho tentando não ficar soterrada sob uma montanha de e-mails; lidando com interrupções de baixa importância; lidando com interrupções de alta importância (apagando incêndios); participando de muitas reuniões medíocres; e, no meio de tudo isso, tentando abrir um espaço em sua agenda para, de alguma forma, conseguir se focar em concluir seu verdadeiro trabalho e dar conta de sua interminável lista de afazeres.

Com a revolução da colaboração, que levou a linhas de autoridade vagas e a prioridades confusas, quase todo mundo reclama que "vive fazendo malabarismos". Acontece muito de as pessoas se orgulharem disso, ostentando sua agenda lotada como uma prova de que são muito importantes no trabalho.

E é verdade. Hoje em dia, todo mundo precisa trabalhar com pessoas de diferentes áreas e lidar com uma longa e diversificada lista de responsabilidades e projetos. Mas é justamente por isso que o malabarismo não funciona. Quanto mais ocupado você for e quanto maior for sua carga de trabalho, menos pode *se dar ao luxo* de fazer malabarismos no trabalho. Fazer malabarismos não é algo para se gabar. Se você estiver fazendo malabarismos, é só uma questão de tempo para deixar cair algumas bolas. No fim das contas, você só tem como terminar uma coisa de cada vez. E por isso que é tão importante ter ferramentas que o ajudem a executar uma coisa de cada vez. Em outras palavras, o objetivo não é fazer malabarismos até conseguir – quase por acaso – concluir uma tarefa ou projeto. O objetivo é terminar o que você começa.

Termine o seu trabalho

Mary Trout é uma executiva sênior espetacular e um dos melhores exemplos de pessoa indispensável que conheço. Ela diz para todas as pessoas que entram em sua equipe que uma das medidas de sucesso mais importantes que usa para avaliar seu pessoal é muito simples: "Termine o que você começa!". Todas as pessoas do departamento dela conhecem bem o slogan e muitas fizeram questão de colocá-lo em algum lugar – na mesa, na sala ou no computador – para servir como um lembrete. Uma pessoa colou um cartaz enorme em sua sala com o slogan impresso.

Terminar quer dizer ir até o fim! Concluir. Não deixar pendência alguma. Termine uma tarefa de cada vez. Só depois passe para a próxima tarefa.

As pessoas indispensáveis terminam o que começam. Seria possível dizer que "Terminar o que você começa" é só uma versão da famosa frase de Sheryl Sandberg: "Feito é melhor que perfeito". Muitas pessoas passam o dia inteiro ocupadas, dando duro no trabalho, mas simplesmente não terminam o que começam. Pelo menos elas não terminam *o suficiente*. Algumas pessoas chegam na metade do percurso e começam a duvidar do caminho que escolheram. De repente, elas mudam de direção.

Tudo bem, pode acontecer. As circunstâncias podem mudar. Imprevistos acontecem. Afinal, você precisa estar "preparado para as mudanças", ser flexível e adaptável, especialmente no mundo de hoje, repleto de incertezas. Mudanças acontecem e você deve lidar com elas.

Mas acontece muito de as pessoas avançarem em um projeto e, de repente, começarem a duvidar das escolhas que fizeram ou decisões que tomaram até então. Elas passam a questionar a direção que tomaram. Talvez elas tenham medo do fracasso. Talvez elas tenham medo do sucesso. Ou talvez elas simplesmente perdem o ímpeto inicial e desanimam. Seja qual for a razão, elas basicamente não conseguem ir até o fim. E aquela caixa de e-mail enchendo, o celular vibrando e o telefone tocando se transformam em distrações que vêm em boa hora.

Ou, ainda mais comum, as pessoas começam uma tarefa e simplesmente se distraem com o próximo alerta ou notificação. Elas se convencem de que precisam olhar – neste exato momento – ou deixarão passar alguma urgência. Ou elas acham que, se demorarem demais, vão ficar soterradas debaixo da montanha de e-mails, mensagens de texto ou mensagens de voz que deixaram para ver depois. (Veja o quadro "Dicas para esvaziar sua caixa de e-mails".) Não estou dizendo que não tem nada a ver pensar assim. Mas quem passa o dia inteiro, todos os dias, pensando assim corre um grande risco de se tornar um malabarista, sem nunca terminar o que começa.

Não seja um malabarista

Pare um pouco e reflita. Se você for pensar, "malabarismo" não é muito diferente da "multitarefa". A multitarefa, a ilusão de que um ser humano pode fazer mais de uma coisa ao mesmo tempo, já foi desmentida pelos pesquisadores cognitivos. Eles estão constatando que, na melhor das hipóteses, a "multitarefa" não passa de "passar de uma tarefa à outra". O cérebro pode transferir seu foco, com muita rapidez, de uma tarefa à outra. Não é que o cérebro seja capaz de focar-se em várias coisas ao mesmo tempo. Na verdade, na multitarefa, o cérebro só transfere sua atenção, vez após vez, de uma coisa a outra, como quem muda de canal rapidamente. É como fazer malabarismos.

Incontáveis estudos do campo da ciência cognitiva (veja, por exemplo, o trabalho de Clifford Nass e Anthony Wagner, da Universidade de Stanford), somando-se a um número crescente de pesquisas, demonstram que o malabarismo, a multitarefa e outras formas de "transferência de atenção" são extremamente ineficientes. O cérebro é muito mais rápido e preciso quando a atenção é focada, por um determinado tempo, em uma coisa de cada vez. A vantagem é que a maioria das pessoas, de acordo com os pesquisadores, é capaz de focar-se em uma coisa por até 30 a 45 minutos (depois desse tempo, a maioria precisa fazer uma pequena pausa).

Dicas para esvaziar sua caixa de e-mails

Um símbolo da revolução da colaboração é aquele pequeno ícone do aplicativo de e-mails nos nossos dispositivos. Esse ícone passa o dia inteiro ostentando o número crescente de novos e-mails lotando nossa caixa de entrada. Mas, se você passa o dia todo (e até parte da noite) respondendo aos e-mails, tem poucas chances de terminar o que começa. Veja algumas dicas para não ficar soterrado sob uma montanha de e-mails:

- Mande menos e-mails e e-mails melhores (você receberá menos e-mails em resposta).
- Antes de mandar um e-mail, veja se não seria melhor marcar uma conversa com a pessoa. Uma conversa ao vivo e a cores é muito mais eficaz para tratar de certos assuntos.
- Pare de mandar rascunhos. Mande os rascunhos para si mesmo.
- Se você pensar em mandar um e-mail a alguém para não se esquecer de dizer algo, envie o lembrete a si mesmo.
- Só copie as pessoas que precisam ser copiadas e só responda a todos se for absolutamente necessário.
- Use bandeiras vermelhas e outros indicadores de prioridade com moderação e só se for realmente necessário.
- Use com inteligência o campo do "assunto". O contexto é tudo em um e-mail.
- Altere o campo de "assunto" nos e-mails posteriores se o assunto mudar.

- Escreva mensagens breves, simples e organizadas.
- Crie um sistema simples de pastas para arquivar os e-mails enviados e recebidos com base em como você pretende usá-los depois.
- Defina blocos de tempo diários para ler e responder aos e-mails em lotes, em vez de individualmente ao longo do dia. Administre as expectativas das pessoas informando que você adotou essa nova prática. Com isso, elas vão ter uma ideia de quando podem esperar uma resposta de você.

Você deve se preparar para trabalhar em períodos de tempo focados (zonas livres de interrupções), quando você poderá terminar o que começa com resultados tangíveis, mesmo se não passarem de tarefas de um projeto maior, um passo de cada vez. São raras as pessoas que fazem isso. A maioria passa o dia fazendo malabarismos, achando que está sendo produtiva com a multitarefa. Elas acham que estão fazendo mais, quando na verdade estão fazendo menos.

Um exemplo clássico são aquelas pessoas que passam as reuniões lendo e respondendo a e-mails. Elas podem até achar que estão respondendo aos e-mails e participando da reunião ao mesmo tempo. Mas, na verdade, elas não estão fazendo bem nenhuma das duas coisas e com certeza não com o foco necessário. "A reunião nem era tão importante assim", elas podem se justificar. Quando ouço um argumento nessa linha, minha vontade é perguntar: "Como você pode saber? Você nem estava prestando atenção!".

Esse tipo de pessoa costuma achar que as reuniões são uma perda de tempo. Nesse caso, eu pergunto: "O que você está fazendo para agregar valor à reunião?". Porque, ao não prestar atenção, elas só estão ajudando a prolongar a reunião e reduzir seu valor. Essas são as pessoas que inevitavelmente se intrometem no fim para apresentar um argumento ou fazer uma pergunta que já tinha sido levantada no início da reunião, quando elas estavam com os olhos grudados no celular.

As reuniões podem ter um enorme valor. Uma reunião implica um determinado número de pessoas juntas em uma sala por determinado tempo. Todo esse tempo e capacidade produtiva reunidos em um único lugar constituem um enorme investimento de recursos organizacionais. Também representam uma enorme oportunidade de trocar informações, ouvir o que as pessoas têm a dizer, contribuir com opiniões e sugestões, esclarecer prioridades, tomar decisões, planejar ações interdependentes, como transferir tarefas e responsabilidades de uma pessoa a outra, identificar e resolver problemas, validar cronogramas, calibrar e recalibrar. As reuniões podem ser extremamente produtivas, mas só na medida em que os participantes estão focados no que está acontecendo.

E quanto aos e-mails e mensagens de texto que os malabaristas tentam ler e responder durante a reunião? Essas comunicações também não têm valor? Sempre pergunto aos malabaristas: "Como você pode se concentrar em ler, entender e responder esses e-mails com tanta gente falando na reunião?". Eles podem dizer: "Ah, mas os e-mails também nem eram tão importantes assim...". Mas como eles sabem disso? É impossível dar a devida atenção aos e-mails e mensagens de texto no meio de uma reunião. É pensando assim que os malabaristas não conseguem fazer nada direito.

Mais especificamente, quem tem tempo para fazer qualquer coisa que não seja importante? Ou para responder a um e-mail ou participar de uma reunião que você considera tão irrelevante que acha que não vale a pena dedicar sua atenção?

Se você quer ser indispensável no trabalho, precisa ser conhecido por executar uma coisa importante após a outra muito bem, muito rápido, o dia todo. Isso implica *contribuir sistematicamente para aumentar o valor* dessas coisas – sejam elas reuniões, e-mails, conversas, levantamentos, o que for – dedicando a elas todo seu foco e atenção.

Administre seu tempo para não ser administrado por ele

Praticamente todos os gurus da autoajuda dizem que a autogestão e a administração do tempo são a mesma coisa. Se você tem o controle de seu tempo, tem o controle de si mesmo. Mas como fazer isso?

Sempre que trabalho com uma pessoa como a Malabarista, que dá duro no trabalho mas não consegue terminar o que começa, eu pergunto: "O que você está de fato fazendo?". Não é uma pegadinha. A ideia é ajudar essas pessoas a administrar melhor seu tempo.

Pense em cada minuto de seu tempo como uma unidade de capacidade produtiva. Sua produtividade é medida em termos de sua produção por unidade de trabalho. Essa conta não se limita ao tempo que é alocado a uma coisa ou outra. A verdadeira medida de produtividade é o quanto você produz no tempo alocado.

Fazer malabarismos envolve trabalhar em pequenos períodos de tempo, alternando entre uma coisa e outra, reduzindo sua velocidade e precisão e restringindo enormemente o tempo de execução focada que você tem à disposição para dar conta de suas prioridades. O campo da ciência cognitiva vem mostrando que o malabarismo, em comparação com a execução focada, leva a um aumento das taxas de erro e uma produção reduzida. A execução focada, em intervalos de tempo mais longos (de preferência de 30 a 45 minutos), por outro lado, leva à redução das taxas de erro e ao aumento da produção.

Não perca seu tempo e energia fazendo malabarismos. É muito melhor reservar um tempo para a execução focada. Abra blocos de tempo na sua agenda nos quais você pode se focar em *fazer*, ou seja, efetivamente fazer as coisas acontecerem. Veja como.

Use uma lista de "fazeres", não só uma lista de afazeres

Rafael é um gerente de assuntos regulatórios de uma empresa de engenharia. Ele tem uma carga de trabalho quase sobre-humana, mas é um dos melhores exemplos que conheço de pessoa que termina o que começa. Ele usa uma agenda e uma lista de afazeres. Mas também usa o que ele chama de lista de "fazeres". Ele me explicou que tem dois quadros brancos em sua sala. Ele usa um para monitorar seus "Projetos" de prazo mais longo (detalhados na coluna da esquerda) e suas "Responsabilidades" em cada projeto (detalhadas na coluna da direita). Aquele quadro branco estava cheio quando o vi e os itens estavam marcados com cores diferentes indicando sua prioridade (por exemplo, vermelho indicava a maior).

O outro quadro monitorava o dia de Rafael e também tinha duas colunas. A coluna da esquerda dizia "Hoje" e continha intervalos de tempo de uma hora. A coluna da direita dizia apenas "Fazer".

Fiquei surpreso ao ver que o segundo quadro branco estava quase vazio, já que Rafael sempre foi incrivelmente produtivo. A coluna do "Hoje" não deveria incluir todas as atividades do dia?

Mas as poucas coisas que ele tinha listado naquele quadro branco estavam em intervalos fechados de 30 a 60 minutos. Ele tinha marcado o bloco de tempo com uma seta apontando para a coluna "Fazer", onde tinha escrito um breve lembrete.

HOJE	FAZER
6h	
7h	
8h	
9h	
10h	→ Escrever parágrafos 3 e 4 do relatório de qualidade.

HOJE	FAZER
11h	
12h	
13h	
14h	
15h	
16h	
17h	→ Escrever parágrafos 5 e 6 do relatório de qualidade.
18h	→ Rever relatório de qualidade e preparar para submeter.
19h	
20h	
21h	
22h	

Você pode achar que o sistema de Rafael é só uma versão da prática de usar quadros brancos para monitorar metas, controlar a agenda e manter listas de afazeres. Mas Rafael discorda. "Essa é a minha lista de 'fazeres'", ele me explicou, "não a minha lista de 'afazeres'. E essa não é a minha agenda. São os únicos *buracos* da minha agenda." Ele contou: "Minha agenda está lotada de reuniões e chamadas telefônicas. O que eu faço é encontrar e marcar os buracos todos os dias, porque eles são a minha chance de me focar"... e terminar o que começa.

Os dois quadros brancos são uma excelente metáfora: enquanto a lista de prazo mais longo é relativamente estática, a lista diária muda, não só de um dia para o outro, mas ao longo do dia também. Rafael disse: "Os 'fazeres' quase nunca passam de um dia para o outro. Se a tarefa estiver na minha lista de 'fazeres', eu a faço e a tiro da lista".

Não use apenas uma lista de afazeres. Comece a usar uma lista de "fazeres". E não use apenas uma agenda. Identifique os buracos nela todos os dias e use-os para a execução focada dos itens de sua lista de "fazeres".

Escolha. Execute com foco. Faça valer a pena

Você pode estar pensando: "Eu nem sempre tenho o poder de escolher o que fazer e quando fazer". Você tem muito o que fazer e pouco tempo para fazer tudo. Você tem uma reunião. Você tem e-mails para responder. Mas só pode focar em uma coisa de cada vez. Se você precisa escolher, então escolha. Reunião ou e-mail?

Não é o que você faz que dá importância a uma tarefa, responsabilidade ou projeto, e sim *como* você faz. Você está focado ou distraído? Eis uma regra simples: faça valer a pena tudo o que você faz. Se você precisa fazer alguma coisa, essa coisa é importante o suficiente para merecer seu foco. Faça o que precisa ser feito, muito bem e muito rápido. É simples assim, mas a maioria das pessoas não faz isso. Até as mais ocupadas e bem-sucedidas, em cargos de chefia, não o fazem.

E você? Você está fazendo valer a pena tudo o que faz? Um bom jeito de descobrir é criar um registro de horas para ver como você está usando seu tempo.

Faça um registro de horas

Monitorar a maneira como o tempo é alocado pode ajudar alguém como a Malabarista, ou você, a controlar seu tempo. O registro de horas pode ajudar muito, mas você precisa ser sincero. Seja brutalmente sincero consigo mesmo sobre como você está usando seu tempo... ou como seu tempo está usando você.

A ideia é simples e eficaz: sempre que você passar de uma atividade a outra, anote a atividade e marque o horário.

Se você for fazer seu registro de horas, faça de corpo e alma. Mantenha seu registro de horas consigo o tempo todo e crie uma nova entrada a cada vez que mudar de atividade. Faça isso por cinco horas. Tente fazer por dez horas. Agora tente fazer das seis da manhã até as dez da noite todos os dias por três, quatro, cinco dias. Continue fazendo por um tempo. Você vai entender o que eu quero dizer. A ideia desse exercício é abrir seus olhos. Você vai identificar as atividades nas quais perde mais tempo e os buracos na sua agenda que poderia estar usando para fazer as coisas com foco.

Se você for um malabarista, não vai ser uma tarefa fácil. Você vai ter muita coisa para anotar. Mas é por isso mesmo que o exercício vai abrir seus olhos. Vai ser um verdadeiro puxão de orelha.

Imagine como seria o registro de horas da Malabarista, incluindo só o que eu vi naquele dia, nos 39 minutos que passei com ela, como eu descrevi acima:

14h58	Terminar de fazer as contas; não terminei
14h59	Atendi o telefone, desliguei o telefone, ficamos de remarcar a conversa
15h01	Reunião com o consultor
15h27	Notificações de e-mails, mensagens de texto, telefonemas chegando
15h31	É melhor atender ao telefone
15h32	Comecei a ler e-mails e mensagens de texto enquanto falava ao telefone
15h33	Respondi mensagens de texto, ainda ao telefone
15h35	Respondi e-mails, ainda ao telefone

15h37	Desliguei o telefone com um incêndio para apagar... terminei a reunião com o consultor antes da hora, ficamos de remarcar
15h38	Larguei tudo para apagar o incêndio
...	...
18h20	De volta à minha sala... tentando recuperar o atraso
18h21	????

Você já tentou fazer um registro de horas? Tente. Depois veja como você realmente direciona esse recurso tão precioso e limitado: seu tempo.

- Compare seu registro de horas com sua lista de prioridades. A maneira como você usa seu tempo está em alinhamento com suas prioridades?
- Em quais atividades (ou com quem) você perde mais tempo? Quais atividades não prioritárias estão ocupando seu tempo? Como você pode eliminá-las?
- Identifique suas maiores fontes de interrupção. O que você pode fazer para administrá-las melhor?
- Identifique as emergências inesperadas ou urgências que precisaram da sua atenção. O que você pode fazer para se adiantar a essas emergências ou urgências e impedir que elas ocorram daqui para frente?
- Identifique oportunidades para aumentar sua eficiência. O que você pode simplificar? Quais atalhos você pode usar? Quais desvios você pode evitar?

Agora, prepare sua programação para a próxima semana levando em conta o que aprendeu com seu registro de horas.

O tesouro que você está procurando são *grandes blocos de tempo na sua agenda*. O problema é que você (e a maioria das pessoas) não tem esse tempo "sobrando". Essa é uma das coisas que o impedem de ser mais produtivo.

O registro de horas lhe dará aquele puxão de orelha brutal e lhe mostrará como você usa seu tempo para motivá-lo a assumir o controle dele. A ideia é fazer isso desacelerando. É uma estratégia de duas partes:

1. Dê um jeito de aumentar seus menores períodos de tempo, ou seja, o intervalo que você direciona a uma atividade antes de passar para a próxima. Com isso, você não vai precisar fazer malabarismos tão rápido. Quanto mais você aumentar o tempo de foco em uma atividade, mais você vai conseguir fazer.
2. Enquanto isso, reserve blocos maiores de tempo (entre 30 e 45 minutos) para a execução concentrada de suas maiores prioridades. Quanto mais blocos de tempo você reservar na sua agenda, mais vai conseguir fazer.

É simples: desacelere o malabarismo. Aumente seu tempo de execução focada. (É claro que esse intervalo ainda pode ser interrompido pelas pessoas. Veja algumas dicas no quadro "Como lidar com as interrupções".)

Como lidar com as interrupções

Mesmo se conseguir reservar alguns bons blocos de tempo na sua agenda, você ainda será interrompido. O que fazer quando isso acontece?

Um dos domadores de tempo mais implacáveis que conheço, alguém incrivelmente produtivo e uma pessoa indispensável clássica, me ensinou uma regra muito simples: "Você pode me interromper se o prédio estiver pegando fogo. Praticamente qualquer outra coisa pode esperar 45 minutos".

As pessoas vão insistir em interromper você. Quanto mais você for interrompido, mais precisará transformar as interrupções em conversas individuais estruturadas e frequentes, como vimos no capítulo 3. Ensine às pessoas o que elas podem esperar de você: "Pode me interromper se o prédio estiver pegando fogo. Se não for o caso, vamos marcar uma conversa".

Talvez você se incomode com essa ideia. Você pode ser o tipo de pessoa que gosta de dizer aos colegas: "Minha porta está sempre aberta". O problema é que, se você quiser terminar o que começa, sua porta não pode estar sempre aberta.

A vantagem é que uma conversa estruturada é sempre melhor e mais produtiva para todos os envolvidos do que uma não estruturada improvisada. E essa estratégia lhe permite usufruir de mais blocos de 30 a 45 minutos para se focar no trabalho, sem ser interrompido. Quanto mais buracos você encontrar e reservar na sua agenda, mais vai produzir e mais tempo vai criar para si mesmo e para seus clientes, internos e externos.

Se persistir, você vai se transformar no implacável domador de tempo que descrevi acima. Ele me contou: "Reservo um tempo para analisar as interrupções e responder a elas. Normalmente, no fim do dia, uma boa parte dessas já se tornou irrelevante. Elas desaparecem sozinhas, atropeladas por outros eventos do dia. Para a maioria das outras, eu reservo um tempo na minha agenda. E assim vou organizando o meu tempo, reservando horários para me focar nas coisas".

O problema das interrupções é que, se você tenta resolvê-las assim que elas surgem, não tem como priorizá-las. Você descasca os abacaxis à medida que eles vão chegando, mesmo se não forem importantes.
Quando você assume o controle de seu tempo e aloca sistematicamente horários da sua agenda a atividades específicas e focadas, pode organizar seu tempo em ordem de prioridade.

Agora, assuma o controle do seu tempo

O objetivo é começar a fazer tudo em períodos maiores de tempo e dedicar intervalos cada vez maiores às atividades mais importantes.

Você sabe quais são suas atividades mais importantes a cada momento? Se você gerencia na vertical, alinhado para cima e para baixo na cadeia de comando, não vai achar difícil fazer essa análise. Quais seu chefe diria que são suas atividades mais importantes? O que o chefe do seu chefe diria? E os seus subordinados diretos? Eles sabem a quais atividades devem dedicar o tempo deles?

Você está alinhado com seus colegas na horizontal e na diagonal? Quais são as prioridades deles? Como essas prioridades se encaixam nas prioridades da sua cadeia de comando?

Quais são as suas prioridades? Defina e revise-as com frequência. Quais são as suas tarefas, responsabilidades e projetos mais importantes? Qual é a sua atividade mais importante neste exato momento? Por quê? Você tem certeza? E qual é a sua prioridade número dois? E a número três? Você tem tempo para mais do que três atividades neste momento? Como você está alocando seu tempo entre as três maiores prioridades neste instante?

Tudo bem se você tiver cinco, dez ou quinze prioridades. Mas de jeito nenhum você pode ter mais do que três prioridades *agora*. O que "agora" significa para você? Hoje? Amanhã? Esta semana? Semana que vem? Daqui a três semanas não é "agora", é uma visão para o futuro. E o futuro ainda não chegou. O que você planeja fazer neste exato momento? É respondendo a essa pergunta que você assume o controle de seu tempo agora.

Se o seu tempo é limitado e você tem muito o que fazer, precisa priorizar suas tarefas para poder ter controle do que deve ser feito em primeiro, segundo e terceiro lugar. Qual vai ser sua primeira, segunda e terceira atividade hoje? Nada mais importa hoje.

Você precisa planejar suas atividades com critério toda semana e todo dia. Divida grandes projetos em tarefas factíveis, estime com precisão o tempo que cada uma levará para ser concluída e crie um cronograma com base nessas estimativas realistas. Você ainda vai ter de fazer malabarismos com algumas atividades. Mas mantenha em mente que você está tentando se livrar desse vício.

Tudo bem. Agora vem a pegadinha. Se você quiser concluir cada vez mais tarefas, deve expandir suas unidades de capacidade produtiva e aumentar o número de períodos de tempo que tem como reservar à execução focada. Ao mesmo tempo, você precisa *dividir seu trabalho* em tarefas cada vez menores. Menores como? Depende. As tarefas devem ser pequenas o suficiente para você poder ir passando de uma ação concreta à próxima, de uma etapa à próxima, e terminar o que começa. Cada ação concreta pode ser dividida em componentes cada vez menores e cada pequeno componente também pode ser dividido em outros ainda menores.

Sempre que vejo alguém, em qualquer nível hierárquico, ficando atolado, trabalhando feito um louco, mas sem realizar o suficiente, eu ajudo a pessoa a dividir cada ação concreta em pedaços menores. E em pedaços menores e menores. E ainda menores. Até, se for necessário, eu chegar ao ponto de dizer: "Mande uma mensagem do seu cérebro para o dedo indicador direito. Digite a letra *u*. Agora mande uma mensagem do seu cérebro para o dedo indicador esquerdo. Digite a letra *t*". E por aí vai.

Pode parecer loucura, mas tente fazer isso. Sempre que você ficar atolado, divida cada tarefa em componentes cada vez menores e comece a executá-las um pedaço de cada vez. Você vai ver como dá certo. Você vai começar a avançar.

Períodos maiores de *tempo*. Pedaços menores de *trabalho*. É assim que você consegue terminar o que começa.

Divida o trabalho em bocados

Não faltam metáforas para dividir tarefas maiores em partes menores, como projetos fragmentados em metas intermediárias; metas intermediárias em metas menores; listas específicas de ações concretas entre cada uma das metas menores.

Eu, pessoalmente, gosto da seguinte metáfora: como você come um elefante? Dando uma mordida de cada vez. Penso em toda ação concreta como um bocado de elefante. Eu gosto dessa metáfora porque você tem de mastigar e engolir um bocado do elefante antes de dar a próxima mordida. Não faz sentido tentar colocar o elefante inteiro na boca. Divida tudo em bocados. Morda, mastigue e engula. Dê uma olhada ao redor. Você precisa dar atenção a alguma interrupção? Tomara que não. Morda, mastigue e engula.

Você não precisa comer o elefante inteiro de uma sentada só. Todos os dias, reserve períodos de tempo, sem interrupções, para uma execução focada, de preferência blocos de 30 a 45 minutos. Quantos bocados você consegue comer em uma sentada só?

Cada caso é um caso. Você precisa descobrir por quanto tempo *você* consegue manter o foco e o tamanho ideal da mordida para *você*. Você pode usar mordidas de tamanhos diferentes para tipos diferentes de trabalho. De qualquer maneira, o importante é começar.

Faça um "estudo de tempo e movimento" para avaliar seu trabalho. Para qualquer tarefa, responsabilidade ou projeto que analisar, você terá de fazer o que se chama de estudo de tempo e movimento. Essa técnica pode ser mais interessante para as pessoas indispensáveis do tipo obsessivo-compulsivo, como a contadora que se orgulha de analisar os livros contábeis dos clientes com rapidez e precisão; ou o torneiro mecânico criativo e motivado que me mostrou como passa o dia monitorando sua produtividade calculando a taxa de peças que termina dentro das especificações. Também temos o vendedor extrovertido que conta cada telefonema que faz, recado que deixa, duração da chamada, taxa de acerto de todos os recados e chamadas, clientes convertidos e, por fim, vendas fechadas. Por que alguém perderia tempo monitorando essas métricas? "Bom, é com base nisso que somos pagos, certo? É simples assim."

Não importa qual seja o seu trabalho, se você quiser fazer mais rápido e melhor, avalie-se usando métricas mais detalhadas e depois use-as para alavancar seu desempenho. Seja o seu próprio treinador. Se quiser correr mais rápido, cronometre suas corridas. Você também pode cronometrar cada trecho. Se quiser fazer mais flexões, conte-as. Se quiser fazer boas flexões, exercite-se na frente do espelho e não se iluda sobre sua técnica.

Comece dividindo cada tarefa em suas etapas constituintes ou faça um checklist. Em seguida, divida cada etapa em uma sequência de ações concretas:

- morder;
- mastigar;
- engolir.

Cronometre cada etapa de cada tarefa e cronometre cada ação concreta de cada etapa. Quanto tempo você leva para fazer cada tarefa? E cada etapa de cada tarefa? E cada ação concreta de cada etapa? Com isso você saberá quanto tempo leva para fazer a tarefa toda.

Quanto tempo você *acha* que leva para fazer a tarefa? Crie um "orçamento de tempo" para cada tarefa, cada etapa e cada ação concreta.

Vá ainda mais longe. Use seus orçamentos de tempo para controlar seu trabalho daqui para frente.

- Se você estiver atrasado, faça uma análise de brechas. Identifique as brechas entre o orçamento de tempo que você fez e o tempo que você efetivamente tem, etapa por etapa, ação concreta por ação concreta. Nessas brechas estão as oportunidades de acelerar.
- Se você quiser acelerar, escolha uma ação concreta por vez e vá fechando as brechas uma a uma. Ao realizar uma ação concreta por vez, você minimizará as chances de cometer mais erros na tentativa de acelerar.
- Você tem certeza de que está executando cada ação concreta corretamente?

Você está executando ações ou etapas desnecessárias que podem atrasá-lo? Você está encontrando algum obstáculo recorrente que teria como remover?

Comece com investimentos de tempo de alta alavancagem

E se você só tiver como reservar um único bocado de tempo (entre 30 e 45 minutos) por dia? Ou só um por semana? Se você só tiver um bocado de tempo, como deve alocá-lo? Conforme sua prioridade, é claro. Mas qual deve ser sua prioridade?

Você se lembra da pergunta que a gente gostava de fazer na infância? "Se você encontrasse uma lâmpada mágica e pudesse fazer só um pedido, qual seria?" Uma boa resposta era: "Mais pedidos". É a mesma resposta para a pergunta: "Se você só puder reservar um bocado de tempo para a execução focada, qual deve ser sua maior prioridade?" Minha resposta seria: criar mais bocados de tempo dedicados à execução focada. Para fazer isso, use suas porções de tempo para fazer o que chamo de atividades de "alta alavancagem". É o período que você passa impedindo um problema de acontecer (prevenção de incêndios); executando uma etapa necessária que deve preceder uma posterior em um processo sequencial (pré-aquecer o forno antes de colocar o bolo para assar); ou ativando ou desenvolvendo a capacidade produtiva de alguém ou alguma coisa (delegar uma tarefa ou, digamos, "programar o robô").

O tempo de alta alavancagem investido agora poupará mais tempo depois. Pense nas etapas descritas nos capítulos anteriores. Todas elas são exemplos de investimentos de tempo de altíssima alavancagem:

- Faça as coisas certas na ordem certa pelos motivos certos, um momento de cada vez, para agregar valor e servir às pessoas. O objetivo é melhorar as coisas para todos em longo prazo e reforçar a sua verdadeira influência.
- Alinhe sua comunicação – para cima, para baixo, na horizontal e na diagonal – tendo conversas estruturadas com qualquer pessoa com quem estiver trabalhando no decorrer de qualquer período.
- Não deixe de fazer sua *due diligence*, dando a devida atenção a todos os pedidos, analisando os "portões do não" e transformando cada sim em um plano.
- Trabalhe melhor, profissionalizando tudo o que faz com a aplicação de melhores práticas, soluções replicáveis e materiais de apoio; especializando-se no que você faz de melhor; e expandindo seu repertório de especialidades.

Dedicar blocos de tempo de seu dia à execução focada para começar e terminar um item de cada vez de sua lista de "fazeres" é um investimento de tempo não só de alta alavancagem como de "meta-alta" alavancagem.

Pode ser difícil, no começo, assumir o controle de seu tempo. Você ainda não se livrou do hábito de fazer malabarismos e ainda terá muitos incêndios para apagar. Você não quer deixar nenhuma peteca cair. Você não pode deixar o prédio pegar fogo. Você não tem como simplesmente assumir o controle de todo o seu tempo de uma só vez. Você pode ter de passar um tempo acordando mais cedo para reservar aqueles blocos de tempo de alta alavancagem e começar a abrir mais horário em sua agenda para o trabalho focado.

Realize a transição. Faça isso por meio de um bloco de tempo de meta-alta alavancagem de cada vez. Quanto mais tempo de alta alavancagem você conseguir reservar para si mesmo, mais tempo vai poupar para si mesmo no futuro, criando cada vez mais espaço na sua agenda para fazer as coisas acontecerem.

Uma semana tem 168 horas. Ninguém pode criar mais horas. Bem, na verdade, você pode. Os blocos de tempo de alta alavancagem são como uma fábrica de tempo. É aí que você deve trabalhar, o máximo possível.

E se você começar só com um bloco de tempo de alta alavancagem por dia? Na sua agenda, reserve esse bloco de tempo amanhã. Não precisa ser mais que 30 a 45 minutos. E aproveite para reservar um bloco a cada dia desta semana. E não deixe de usar esses blocos de tempo para a execução focada. Você vai se surpreender com o resultado. Quanto mais blocos de tempo você criar, mais blocos de tempo vai gerar no futuro.

Lembre-se: termine o que começa

Algumas pessoas dizem: "A jornada é melhor do que chegar ao destino". Sim, na vida. Mas não, não no trabalho. No trabalho, você tem que fazer acontecer. Feito é melhor do que perfeito. Passe para a próxima tarefa. Termine o que você começa. Continue melhorando no trabalho em colaboração. Tudo o que você faz é para ajudar as pessoas e obter ajuda delas. Desenvolva seus relacionamentos com base no que vocês realizam juntos, e o trabalho fluirá melhor. Planeje a próxima colaboração examinando juntos o que vem em seguida. O próximo capítulo mostrará como.

RESUMO DO CAPÍTULO

- Não seja um malabarista.
  – Se estiver fazendo malabarismos, é só uma questão de tempo até você deixar cair algumas bolas.
- Termine o que você começa.
  – Você só tem como terminar uma coisa de cada vez.
- Encontre os buracos na sua agenda.
  – Os buracos na sua agenda são blocos de tempo que ainda não foram destinados à execução focada.
- Transforme esses blocos de tempo em zonas livres de interrupções.
  – Execute e termine ações tangíveis, mesmo se forem apenas pequenas tarefas de um projeto maior, um próximo passo de cada vez.
- Divida o trabalho em pedaços cada vez menores.
  – Mastigue e engula um pequeno pedaço do elefante antes de dar a próxima mordida. Você não precisa comer o elefante inteiro de uma dentada só.
- Comece a usar uma lista diária de "fazeres".
  – O que você vai *fazer* hoje nos buracos que encontrou na sua agenda, nessa zona livre de interrupções? Terminar o "fazer" e retirá-lo da sua lista de "fazeres"? Morda, mastigue e engula.
- Comece com um tempo de alta alavancagem.
  – Esse é o tempo que você passa impedindo um problema de acontecer; executando uma etapa necessária que deve preceder uma posterior em um processo sequencial; ou ativando ou desenvolvendo a capacidade produtiva de alguma coisa ou alguém.

7

CONTINUE MELHORANDO NO TRABALHO COLABORATIVO

Todo mundo sabe que "não dá para ter sucesso sem construir relacionamentos", especialmente no ambiente corporativo de hoje. "As pessoas são o que temos de mais valioso!" O problema é que esses clichês induzem muitos aspirantes a pessoas indispensáveis a seguir na direção errada na tentativa de usar o poder dos relacionamentos no trabalho. Para começar, algumas pessoas se voltam à politicagem do escritório:

- *O Acusador.* Adora dizer a você (e a quem tiver ouvidos) todas as coisas que as pessoas fazem de errado (ou não perfeitamente) e que levam a resultados abaixo do ideal. Shane, um vendedor espetacular de cosméticos de uma grande loja de departamentos, é especialista em fazer demonstrações de produtos de maquilagem – e em converter essas demonstrações em vendas. Ele não só faz questão de vangloriar-se de seus sucessos como também não hesita em dizer a qualquer um que quiser ouvir exatamente por que qualquer venda que ele deixou de fazer foi culpa de alguma outra pessoa. Pode ter sido culpa do pessoal da área de compras, que não abasteceu o estoque com os produtos que ele mais vende, daquela vendedora de perfumes que "assusta" os clientes de Shane ou do gerente que se recusou a liberar um desconto para ele conseguir fechar a venda. O Acusador faz de tudo para mostrar ao chefe (e a todas as outras pessoas) que a culpa nunca é dele, mas de alguma outra pessoa. A ironia é que as reclamações de Shane de fato podem revelar informações muito importantes sobre os problemas de seu departamento. Só que não é acusando os outros que você vai conseguir promover a melhoria contínua.

- *O Lobista.* Está sempre pronto para dizer, em alto e bom tom, o que eles querem (ou precisam) escutar: o próximo grande projeto, um novo escritório, uma mudança na programação, um curso de reciclagem ou, é claro, um aumento ou promoção. E eles fazem lobby não só para si mesmos como também para os outros. Maggie, uma gerente de manufatura, está sempre pronta para dizer ao chefe por que ela e sua equipe devem receber os créditos por tudo e por que precisam de mais recursos – pessoas, dinheiro, tempo – para dar conta do cronograma de produção. Maggie também passa muito tempo tentando impressionar os figurões da empresa, não apenas seu chefe, mas também o chefe de seu chefe e o chefe do chefe de seu chefe. Ela também tem o talento de culpar os outros ao mesmo tempo que faz lobby em prol dos próprios interesses, especialmente se estiver tentando desviar a atenção de um erro que ela ou sua equipe cometeu. Como o Acusador, o Lobista pode até ter alguns bons motivos para chamar a atenção para certas informações. Mas, se você viver fazendo lobby no trabalho – "mais para mim, mais para nós" –, vai começar a perder credibilidade, e os problemas têm grandes chances de ficar sem solução.

Tanto o Acusador quanto o Lobista são tipos clássicos que tentam usar a *política* do escritório para alavancar o poder dos relacionamentos no trabalho. O Acusador faz isso puxando o tapete das pessoas, normalmente pelas costas. Enquanto o Lobista defende seus interesses e necessidades (e os dos outros), geralmente, trocando favores ou fazendo ameaças, por mais veladas que possam ser; ou ele pode tentar construir relacionamentos puxando o saco – bajulando ou se oferecendo para fazer algum favor – de detentores de autoridade e influência.

Ou, em vez de (ou além de) usar a politicagem no trabalho, muitos aspirantes a pessoas indispensáveis buscam alavancar o poder dos relacionamentos tentando *forçar a amizade* com os colegas:

- *O Camarada.* Esse tipo tenta fazer amizades relativamente superficiais só para se beneficiar delas. Um exemplo que me vem à mente é Barney, um gerente de expedição e recebimento que conhecia todo mundo da empresa. Se você já precisou enviar ou receber alguma coisa, Barney sabia seu nome. Todo dia de manhã, ele percorria a empresa toda – o refeitório, os corredores, passando pela mesa de todos –, cumprimentando cada um pelo nome. Vez ou outra, Barney parava para bater papo sobre esse ou aquele programa de TV, uma consulta médica, as atividades do filho. Ele também nunca recusava um convite para tomar um café ou sair para fumar outro cigarro. Ele era o tipo de cara que participava do intervalo de todos os funcionários. O problema era que ele parecia nunca ter tempo para melhorar seu trabalho – como fazer um planejamento melhor para manter a cadeia de suprimento fluindo nas docas de expedição. Sempre que ocorria algum problema no processo, Barney ficava muito sério e era difícil conversar com ele. Apesar de toda a simpatia, Barney não usava seus relacionamentos pessoais para melhorar o trabalho. E, quando surgiam problemas , a simpatia toda ia pelo ralo.

- *O Melhor Amigo.* Esse tipo faz de tudo para ter um melhor amigo (ou mais de um) na empresa. Não me entenda mal. Sei que pode acontecer de você trabalhar com o melhor amigo, com o cônjuge, um irmão ou primo. Esse tipo de situação leva a uma série de complicações específicas. No caso, estou me referindo àquele sujeito que faz de tudo para ser o melhor amigo dos colegas *no trabalho* (chamando um colega para almoçar, outro para fazer um *happy hour*) ou até estendendo o relacionamento para a *vida pessoal* (chamando um colega para algum programa com a família no fim de semana). É como Frida, que parava à mesa dos colegas para lhes mostrar fotos de seus filhos. Mas o único detalhe era que ela não tinha filhos. Na verdade, eram fotos dos filhos de outra colega, que Frida levava consigo por toda parte. É claro que não estou sugerindo que você desfaça qualquer amizade que já tenha no trabalho. Mas esse tipo de relação leva a uma série de problemas. Em resumo, elas não o ajudam a planejar o trabalho para tudo fluir melhor. E, quando algo dá errado, pode ser muito difícil para uma melhor amiga como Frida responsabilizar os amigos ou tomar medidas corretivas. Além disso, pessoas como Frida podem acabar formando panelinhas com base em afinidades pessoais, excluindo outros colegas.

Tanto o Camarada quanto o Melhor Amigo se empenham muito na construção de relacionamentos. Eles podem dar a impressão de que se empenham até demais. O problema é que os relacionamentos do Camarada se baseiam em amizades vazias. E o Melhor Amigo passa tanto tempo tentando aprofundar as amizades que pode fundamentar os relacionamentos no ambiente corporativo em bases que não têm nada a ver com trabalho e, no processo, deixar passar outros importantes relacionamentos profissionais. E essa socialização toda pode ser uma grande distração.

(Veja o quadro "O que os estudos dizem sobre os melhores amigos no trabalho".)

Mas todos esses tipos – as pessoas que buscam alavancar os relacionamentos pessoais ou a politicagem de escritório – não estão só colocando em prática o que vivem nos dizendo que precisamos fazer para sobreviver nos dias de hoje? Não aprendemos que hoje em dia só temos como colaborar e fazer as coisas acontecerem no trabalho se formos capazes de construir relacionamentos?

O problema da construção de relacionamentos

Se você trabalha em uma organização, deve estar careca de ouvir dois dos clichês mais batidos da revolução da colaboração:

"As pessoas são o que temos de mais valioso!"

"Você só vai conseguir ter sucesso se souber construir relacionamentos!"

O problema é que, como o Acusador, o Lobista, o Camarada e o Melhor Amigo, muitos aspirantes a pessoa indispensável enfatizam os aspectos errados da construção de relacionamentos. Eles confundem o poder dos relacionamentos com politicagem, popularidade ou até amizade, o que é sempre um grande erro. Sem querer desmerecer esses aspectos dos relacionamentos, mas eles não fazem muito para melhorar e agilizar o trabalho.

O que os estudos dizem sobre os melhores amigos no trabalho

Quando eu falo em "construir relacionamentos", não estou sugerindo encontrar melhores amigos no trabalho. Nossa pesquisa mostra que ter melhores amigos no ambiente corporativo – especialmente se esse amigo for seu chefe ou subordinado direto – representa grandes chances de complicar a relação profissional entre vocês. Esse é outro balaio de gatos.

Também não estou sugerindo que construa relacionamentos no trabalho socializando com as pessoas fora do escritório. Nossa pesquisa mostra os prós e os contras de fazer isso para tentar criar amizade com eles. Se quiser sair para um *happy hour*, para jantar e jogar boliche com os colegas, a decisão é sua. Também não é disso que estou falando.

O que eu quero dizer quando falo: "Tire um tempo para construir o relacionamento entre as interações no trabalho" é que você deve cultivar os aspectos *profissionais* de seus relacionamentos com um número cada vez maior de pessoas, para cima, para baixo, na horizontal e na diagonal. Essas pessoas podem se tornar seus melhores clientes internos. Elas também podem se tornar pessoas indispensáveis para você, e você pode vir a ser o melhor cliente interno *delas*.

E é muito comum isso piorar ainda mais as coisas. Apesar de todo o tempo e energia dedicados aos relacionamentos, a comunicação estruturada é simplesmente insuficiente para garantir o alinhamento, a avaliação criteriosa da situação (*due diligence*), o planejamento e a execução. O que acaba acontecendo é que *as mesmas coisas* dão errado vez após outra e ninguém faz um acompanhamento sistemático depois para ajustar o trabalho em colaboração entre vocês.

Sempre que algo dá errado no trabalho, independentemente das amizades e das forças políticas que estão sendo alavancadas, a pressão sobre esses relacionamentos aumenta exponencialmente. É quando as pessoas começam a reclamar umas das outras, culpar e acusar umas às outras, o que só desgasta os relacionamentos, em vez de fortalecê-los. Toda amizade e todas as manobras políticas vão pelo ralo. Sim, é positivo ter bons relacionamentos com os colegas e é importante entender e navegar pela política da empresa. Mas também temos lições a aprender quando as pessoas começam a acusar, reclamar e culpar as outras.

Como você pode aproveitar os melhores aspectos da política do escritório e das amizades no trabalho para criar os relacionamentos robustos dos quais precisa para se tornar indispensável no trabalho? Para começar, você pode cultivar *relacionamentos autênticos* com as pessoas, conversando sobre o que vocês realmente têm em comum (ou seja, sem forçar a amizade) e sobre as coisas nas quais precisam focar ou, em outras palavras, o trabalho que fazem juntos. Os relacionamentos autênticos ajudarão o trabalho a fluir e não irão pelo ralo quando algo profissional der errado.

Note como essa descrição é diferente da maneira como o Camarada e o Melhor Amigo tentam se relacionar com os colegas. E você deve se lembrar de Connie, que conhecemos no capítulo 2. Sempre que tinha um grande carregamento para receber, ela levava brownies para o pessoal do recebimento. Andrew, o gerente do departamento, ficava bastante incomodado com a situação e decidiu construir um relacionamento autêntico com Connie trabalhando de perto com ela. Ele a ajudou a entender melhor as etapas necessárias para seus carregamentos passarem nas inspeções.

Em segundo lugar, você pode cultivar um *poder político duradouro* no trabalho sendo um "servidor público" confiável no que diz respeito à missão, à cadeia de comando e a seus colegas. Também nesse caso, observe como essa descrição é diferente da maneira como o Acusador e o Lobista fazem as coisas. Você se lembra de Lisa Wolf, a enfermeira de pronto-socorro que também conhecemos no capítulo 2? Seu poder político e sua autoridade no trabalho resultavam de sua postura de *servir aos outros*. Todos os colegas de Lisa levavam a sério o que ela dizia porque ela se preocupava com a missão do departamento e estava alinhada em todas as direções. Além disso, todo mundo queria ajudá-la a conquistar ainda mais poder, porque o poder de Lisa ajudava as pessoas a ter suas necessidades atendidas.

Como Lisa e Andrew, você deve ser capaz de canalizar o poder político e a construção de relacionamentos com o objetivo certo: melhorar cada vez no trabalho colaborativo. Por si sós, as amizades e a política no ambiente profissional são diferentes da *melhoria sistemática e contínua* de suas interações no dia a dia.

Atualmente, buscamos praticar a melhoria contínua em basicamente todas as áreas e aspectos da organização. Também precisamos aplicar continuamente essas práticas para aprimorar nossos *relacionamentos no trabalho*, para cima, para baixo, na horizontal e na diagonal.

Não dá para melhorar continuamente sem identificar as lições a ser aprendidas quando as coisas dão errado, em vez de culpar os outros. Mas também é importante fazer essa análise quando as coisas dão *certo* e celebrar os sucessos. Afinal, para se aprimorar no trabalho em colaboração, você também precisa identificar e analisar seus sucessos para poder duplicá-los.

Nada é mais importante do que otimizar continuamente o gerenciamento do que temos de mais valioso: as pessoas.

Melhoria contínua

Em todas as organizações que visito, ouço muitos elogios e expressões de admiração das pessoas com relação aos colegas:

"O Fulano é ótimo."

Também ouço pessoas reclamarem todos os dias, de outras pessoas, equipes ou departamentos inteiros:

"Nunca mais quero trabalhar com ele."

"Se eu tiver de trabalhar com ela de novo, algumas coisas vão precisar mudar."

Tudo isso faz muito sentido. O curioso é que todos esses comentários contêm informações importantíssimas. Essas opiniões e os detalhes que elas podem revelar nos mostram o caminho para melhorar nossos relacionamentos.

Mesmo depois de completar uma tarefa, ou até um projeto inteiro, ou lançar o produto no mercado com todos os penduricalhos aos quais ele tem direito, o trabalho ainda não está concluído – ou pelo menos não deveria ser visto como concluído. É nesse ponto, depois que o trabalho é feito, que um novo tipo de mágica acontece. A magia que impulsiona a melhoria contínua acontece quando você se dispõe a dar mais um passo: *um processo sistemático de acompanhamento pós-trabalho*. A pergunta básica que você quer responder é: o que podemos fazer melhor juntos para melhorar nosso processo, resultados e relacionamentos no trabalho? Essa etapa crucial, o *debriefing* pós-trabalho, não é natural na maioria das organizações. Poucas empresas incluem uma avaliação de acompanhamento pós-trabalho e a construção de relacionamentos em seus checklists e processos. A maioria está mais preocupada em passar para o próximo projeto o mais rápido possível. E dá para entender por quê. As pessoas tendem a cair na rotina, especialmente quando trabalham com as mesmas pessoas vez após outra. Elas presumem que sempre trabalharão juntas, às vezes bem, às vezes não tão bem, e simplesmente passam para o próximo projeto.

Ou, no outro extremo, as colaborações de trabalho são periódicas, ocasionais ou até isoladas. Presumimos que, quando terminarmos a interação, não voltaremos a colaborar com a pessoa. Não paramos para pensar na próxima vez que precisaremos trabalhar juntos.

Esses dois extremos representam oportunidades perdidas de melhorar continuamente seus relacionamentos no trabalho.

Com as pessoas com quem você sempre trabalha, sempre há espaço para melhorar, mesmo se você não estiver ciente disso.

Você nunca vai identificar os pontos de melhoria se pular a última etapa do *debriefing*.

E o que dizer das colaborações isoladas, aquelas pessoas com quem você raramente trabalha, exceto neste projeto? Não se iluda: é bem provável que vocês trabalhem juntos de novo. Por que a próxima colaboração não pode ser ainda melhor?

Você vai precisar de alguma disciplina e talvez de alguma insistência para incluir um processo pós-trabalho depois que o trabalho em si for concluído. Em outras palavras, depois de cada interação, você deve fazer um acompanhamento e construir o relacionamento antes da próxima.

O que é preciso fazer para melhorar cada vez mais

Uma pessoa indispensável usa o acompanhamento para aplicar o processo de melhoria contínua diretamente à parte funcional das relações de trabalho. Para isso, você deve: (1) celebrar o sucesso e agradecer às pessoas pelas contribuições; (2) examinar e ajustar seu *modus operandi* no trabalho colaborativo; e (3) tentar se planejar para a próxima vez.

Passo 1: transforme um agradecimento memorável em uma de suas marcas registradas

Pessoas de todos os níveis me dizem algo como: "Não costumamos parar muito para reconhecer o que fizemos e celebrar alguns dos nossos sucessos". A celebração e o reconhecimento são o primeiro passo do processo da melhoria contínua porque, sem eles, as pessoas começam a ficar abatidas e desanimadas. Elas começam a se perguntar qual é o sentido disso tudo e até a questionar para que se empenhar tanto se ninguém parece notar seu trabalho.

Isso é um problema porque, na verdade, as pessoas fazem muito umas pelas outras no trabalho. Enquanto muitas encontram tempo de sobra para culpar e reclamar quando as coisas dão errado, a maioria não tira um tempo para agradecer quando as coisas dão certo.

Uma das razões para isso é que até as iniciativas mais importantes raramente têm uma conclusão clara que pode ser celebrada. A maioria continua com próximas etapas. Elas são, mais ou menos, intermináveis. Mesmo assim é importante fazer uma pausa, reconhecer o que foi realizado e agradecer a todos os envolvidos. Se o projeto não tiver um fim claro, vá parando pelo caminho para celebrar e agradecer às pessoas *antes* de passar para as próximas etapas.

Vocês podem celebrar de várias maneiras. Quando sua equipe concluir a primeira fase de uma iniciativa importante, a chefia pode reconhecer de alguma forma as pessoas que trabalharam nela. Vocês podem eleger um funcionário do mês ou escolher algumas pessoas para fazer um reconhecimento especial nas reuniões trimestrais. Ou vocês podem simplesmente pedir uma pizza no fim do dia para celebrar os sucessos até o momento.

A verdadeira pessoa indispensável dá um jeito de parar, celebrar e agradecer pelas realizações. Nas organizações com as quais trabalhei, vi muitas maneiras oficiais e não oficiais de agradecer às pessoas pelo trabalho que realizaram.

Reconhecimento oficial. Algumas organizações fazem isso melhor do que outras. As organizações de vendas fazem um excelente trabalho medindo e premiando metas específicas, como as financeiras. Elas são bons exemplos de como reconhecer e agradecer os colaboradores. Atinja ou supere suas metas de vendas e as pessoas vão notar. Os vendedores costumam ser avaliados conforme batem as metas, e os melhores vendedores são reconhecidos com certificados, uma associação no clube de campo do presidente da empresa, relógios de pulso, viagens e bônus.

Muitas outras formas de colaboração podem ser medidas com facilidade e merecem reconhecimento e agradecimentos oficiais. Os vendedores nem sempre podem controlar seu faturamento ou sua receita, já que há muitos fatores fora de seu controle. Mesmo assim é muito importante que os vendedores façam as perguntas certas, usem as mensagens adequadas e, mesmo se a venda não for fechada hoje ou nesta semana, cultivem relacionamentos com os clientes visando à venda no futuro.

Como criar uma cultura de reconhecimento e celebração em torno desse tipo de comportamento valioso porém difícil de mensurar? Os gestores precisam ficar de olho nessas dimensões, pedir aos vendedores que monitorem o próprio desempenho, acompanhar algumas visitas ou ligações dos vendedores aos clientes e reconhecer o sucesso nessas áreas apesar de serem difíceis de medir.

É o que fazem as mais eficazes organizações de vendas que observei. Em uma empresa, toda semana a gestão define um tema, perguntas ou mensagens para orientar os vendedores nas conversas com os clientes ao telefone. Todas as ligações são gravadas e sempre há alguém para monitorar a abordagem pelos vendedores. Enquanto isso, esses são encorajados (entre as próprias chamadas) a ouvir as dos colegas e aprender uns com os outros. Os colegas são encorajados a distribuir entre si cartões com os dizeres "Excelente pergunta!" e "Acertou em cheio na mensagem!". As pessoas exibem com orgulho os cartões que ganharam e os repassam aos colegas. É uma forma simples de reconhecimento entre pares que se tornou uma base da cultura de vendas da organização.

As Forças Armadas dos Estados Unidos também se destacam no reconhecimento oficial. Medalhas e promoções são concedidas com base em critérios claros e mensuráveis. Além disso, medalhões especiais, chamados de *challenge coins*, são concedidos como uma forma espetacular de agradecimento e reconhecimento que não requer uma aprovação especial do Congresso nem dos superiores. Os comandantes recebem um determinado número de medalhões especiais, personalizados, que eles podem dar a quem quiser por qualquer razão. Os medalhões são uma forma de reconhecimento e agradecimento imediato e pessoal, normalmente sem envolver uma cerimônia formal. As pessoas que se dedicam a servir aos outros prezam muito esses medalhões e normalmente os guardam para sempre, colocando em lugar de destaque os que elas mais se orgulham de ter recebido.

Ao longo dos anos, eu mesmo recebi muitos desses medalhões de oficiais das Forças Armadas dos Estados Unidos depois de uma apresentação de nossa pesquisa a um grupo de líderes militares ou depois de uma palestra ou seminário. Incluo esses medalhões nos meus bens mais preciosos. Eles são um excelente exemplo de que basta ter um pouco de criatividade para agradecer e reconhecer as pessoas no trabalho. Nunca tive a honra de usar um uniforme das Forças Armadas e mesmo assim alguns comandantes acharam por bem reconhecer e recompensar minhas contribuições, imediatamente e de maneiras que valorizo até hoje, décadas depois, muito mais do que o pagamento que recebi na época.

Esses exemplos de reconhecimento e agradecimento oficiais – da própria organização ou de pessoas que lideram de onde quer que estejam – fazem uma grande diferença. As pessoas adoram recebê-los, mas a maioria das organizações não faz uso suficiente desse recurso. Onde quer que você estiver, faça o que puder para otimizar esses canais oficiais de reconhecimento e agradecimento.

Reconhecimento não oficial. Os militares também usam muito ocasiões relativamente informais de reconhecimento e agradecimento. Os exemplos variam desde liberar um recruta de fazer flexões ou limpar o banheiro até premiar veteranos que se destacaram em missões especiais, em um treinamento ou em oportunidades ocasionais de liderar os colegas.

Esses são exemplos de recompensas não oficiais que os superiores podem conceder. E se você não tiver um cargo de autoridade, nas Forças Armadas ou em qualquer outra organização? Você ainda vai querer encontrar maneiras de reconhecer as pessoas com quem trabalha em colaboração. Afinal, elas fazem um trabalho importante, colaboram com muitas realizações ou simplesmente ajudam você com relativa frequência.

Mesmo se não tiver autoridade formal para dar às pessoas um dia de folga ou um cargo especial, você ainda tem como reconhecer suas contribuições. Tenha o hábito de dizer "obrigado". Foi isso mesmo que eu disse? É isso aí. Você leu direito. "Obrigado" e "por favor" praticamente sempre existiram, mas infelizmente parece que saíram de moda. Quando usamos essas expressões, muitas vezes é só por educação.

Um "obrigado" sincero pode ser de grande valor para reforçar os relacionamentos na horizontal e na diagonal. Acontece muito de ficarmos frustrados uns com os outros, muitas vezes porque desconhecemos as dificuldades enfrentadas pelos outros.

Mas, do mesmo modo como reclamar, culpar e acusar os outros deixa as pessoas mal, agradecer faz as pessoas se sentirem bem. A gratidão produz o efeito contrário da regra do "desdém gera desdém". Se tratar uma pessoa com desdém, você estará lhe dando um incentivo para menosprezá-lo e reduzir seu poder. Por outro lado, se você demonstra que valoriza e agradece a contribuição de alguém, cria um incentivo psicológico para a pessoa levá-lo mais a sério. E a pessoa vai querer ajudá-lo a aumentar seu poder aos olhos dos outros. Reconhecimento e gratidão geram reconhecimento e gratidão.

No entanto, apesar de ser muito bom ouvir um "obrigado" sincero, não se limite a isso. Faça mais do que apenas dizer "obrigado". Uma das pessoas mais gentis e gratas que conheço se orgulha de uma técnica muito simples porém surpreendentemente eficaz de agradecimento. Ele batizou a técnica de "meu agradecimento supersônico". Ele explica:

> Escrevo uma carta para a pessoa, detalhando exatamente o que ela fez. É quase como uma premiação, com itens descrevendo todos os pontos. Quando envio a mensagem, copio todas as pessoas relevantes, incluindo o chefe da pessoa, o chefe do chefe, o meu chefe, o chefe do meu chefe. Também

> envio o e-mail para a newsletter da empresa e peço para o RH incluir o elogio no histórico dela. Compartilho a mensagem com todo mundo em quem consigo pensar. Envio por e-mail, mas também imprimo a mensagem para a pessoa que estou agradecendo, com uma lista de todas as que foram copiadas. Assim, a pessoa pode ver que estou tentando lançar uma luz de reconhecimento sobre ela. Algumas pessoas chegaram a afixar a carta em seu quadro de avisos ou até a emolduraram.

Esse é um exemplo do que um líder faz, mas você não precisa ser um líder nem um chefe para mandar um agradecimento supersônico. E nada o impede de se empoderar e transformar seu agradecimento em uma condecoração pública. Ou encontrar um outro jeito que seja mais a sua cara.

Faça de seus agradecimentos uma de suas marcas registradas, como um medalhão das Forças Armadas. Não custa nada e todo mundo sai feliz. (Veja o quadro "Melhore seus agradecimentos".)

Algumas pessoas me dizem: "Mas eu interajo com tanta gente o dia inteiro. Às vezes é até difícil notar quando alguém fez bem alguma coisa, quanto mais ter tempo para sair por aí agradecendo as pessoas". É verdade. A vida e o trabalho muitas vezes parecem avançar na velocidade da luz. Como é que vamos achar tempo para fazer uma pausa e agradecer tudo o que as pessoas fazem certo?

Um jeito de fazer isso é mantendo uma "lista de gratidão" diária. As pessoas que têm o hábito de escrevê-las, de manhã cedo ou antes de dormir, incluindo coisas e pessoas pelas quais são gratas, dizem que os resultados são incríveis. Acontece muito de alguém a quem elas nunca deram muita atenção consciente, no trabalho ou na vida, vir à mente de repente. Pode ser o carteiro que sempre toma o cuidado de deixar as encomendas longe da vista das pessoas que passam na rua quando vê que você não está em casa. Ou o colega que sempre se oferece para fazer anotações nas reuniões.

Essas pessoas merecem um agradecimento. Não se esqueça de fazer isso, do jeito que você achar melhor.

Melhore seus agradecimentos

Fique sempre de olho em chances de ser verdadeiramente grato e não deixe de expressar sua gratidão:

1. Preste atenção às pessoas. Tire o foco do seu próprio umbigo e preste atenção às pessoas durante suas interações com elas.
2. Anote o que as pessoas fazem para agregar valor a essas interações.
3. Tire um momento para agradecer o esforço, a técnica, a atitude, as contribuições da pessoa, ou seja, o que elas estão fazendo bem.
4. Escolha alguma coisa pela qual você é especialmente grato a alguém. Pondere exatamente o que a pessoa faz para você se sentir grato e por quê.
5. No momento certo, diga à pessoa exatamente pelo que você é grato e por quê.
6. Diga "obrigado!".

Os melhores agradecimentos descrevem especificamente o que a pessoa fez e as consequências dessas ações. Se você quiser ir ainda mais longe, faça o agradecimento por escrito. Ou expresse sua gratidão em público, se apropriado.

Uma das nossas maiores frustrações no ambiente de trabalho de hoje é ter de atuar com muitas pessoas que não temos como "responsabilizar" porque não possuímos autoridade para puni-las ou recompensá-las. Expressar sua gratidão dizendo obrigado é uma recompensa que você pode dar mesmo sem ter qualquer autoridade oficial.

Um efeito colateral positivo é que, quando você faz esse esforço para expressar sua gratidão pela contribuição de alguém, faz com que a pessoa queira voltar a trabalhar com você e queira fazer um excelente trabalho para você. É o que Dale Carnegie descreve em seu clássico *Como fazer amigos e influenciar pessoas*: "Dê à pessoa uma excelente reputação. Ela vai querer zelar por essa reputação". E ajude a criar mais pessoas indispensáveis no processo.

Passo 2: analise e ajuste seu modus operandi

Se, em vez de reclamar, acusar e culpar, as pessoas usassem sua energia para se aprimorar continuamente, imagine como elas poderiam colaborar melhor. Até nas ótimas interações, quando você acha que muitas coisas deram certo, normalmente algumas coisas poderiam ter sido melhores.

Sempre que você pensa: "Teria sido bom se eu já conhecesse o Fulano na ocasião" ou "Da próxima vez, seria melhor fazer diferente", você está pensando em oportunidades de aprimoramento. Não as deixe passar. Anote-as, converse sobre elas e use os insights para melhorar.

É o que as pessoas indispensáveis fazem. Elas criam o hábito de realizar algum tipo de *debriefing* depois de todas as ações ou projetos importantes. Nas relações de trabalho, essa prática é fundamental para a melhoria contínua.

Faça do *debriefing* um procedimento operacional padrão. Realize uma análise estruturada e um *debriefing* do que aconteceu, por que aconteceu, o que deu certo, o que deu errado e como seria melhor daqui para frente:

Como foi a ligação para o cliente?
Eu entrei no assunto cedo demais?
Eu tive a chance de fazer as perguntas certas?

Eu tive a chance de comunicar as mensagens certas?
Será que eu deveria ter insistido naquele momento?
Como eu poderia trabalhar melhor com o cliente da próxima vez?

Criado no Exército dos Estados Unidos, o *debriefing* (também chamado de "revisão pós-ação") não demorou para ser adotado por outras organizações militares e de inteligência. Hoje, também é usado em muitas empresas privadas, com foco especial nas práticas de melhoria contínua.

Os *debriefings* podem ser formais ou informais. Você já deve ter participado de uma sessão mais formal de lições aprendidas ou análise *post-mortem* de um projeto, na qual a equipe revisa sistemas, práticas, competências e melhorias que podem ser feitas no processo, na dinâmica do grupo e no desempenho de cada participante.

Ou já deve ter integrado discussões menos formais no decorrer de um projeto ou depois da conclusão dele sobre como melhorar o trabalho em equipe ou individual. Nas organizações que incorporaram os *debriefings* em sua cultura, as pessoas normalmente fazem revisões pós-ação rápidas e informais mesmo depois de pequenas ações.

Por exemplo, se uma equipe estiver treinando uma manobra ou missão específica, ela pode passar pelo mesmo cenário ou fazer o mesmo exercício várias vezes, parando para uma rápida revisão pós-ação entre cada vez para realizar ajustes na maneira como a equipe trabalha em colaboração, com um foco específico no modo como cada membro desempenha um papel em particular. Em outras palavras, o grupo conduz *debriefings* rápidos e informais para aumentar a eficácia do treinamento de uma manobra ou missão.

Pense em um time esportivo praticando repetidamente uma jogada específica e fazendo pausas rápidas no decorrer do treinamento para revisar e melhorar a jogada a cada repetição. Quando têm a chance real de fazer a jogada contra um adversário, eles realizam um rápido *debriefing* durante o jogo para discutir rapidamente como foi e como podem melhorar ainda mais.

Os *debriefings* podem ser usados para avaliar o andamento de um processo ou identificar maneiras de aprimorar a dinâmica do grupo como um todo. Ou podem se focar nas ações de participantes individuais, que devem responder a perguntas como:

- O que eu queria como produto das minhas decisões e ações, e quais foram, de fato, os resultados?
- Quais decisões e atitudes eu tomei?
- Quais decisões e atitudes melhores eu poderia ter tomado?

Se você participar de um processo recorrente em uma equipe permanente, pode conduzir periodicamente um ciclo de *debriefing* do tipo "parar, continuar e começar" para a equipe e/ou para cada colaborador. Trata-se de uma técnica clássica de melhoria contínua usada em processos de inovação e manufatura, entre outros. Basicamente, as perguntas que devem ser respondidas nessas avaliações são:

- O que precisamos parar de fazer?
- O que precisamos continuar fazendo?
- O que precisamos começar a fazer?

Imagine como esse tipo de avaliação pode ajudar no andamento do trabalho. Conduza *debriefings* ao fim de cada etapa e na conclusão do projeto para melhorar o próximo.

Transforme os *debriefings* em um hábito. Ainda que nem sua organização, nem sua chefia ou nenhum outro membro de sua equipe use a técnica do *debriefing*, não deixe de aplicá-la ao seu próprio trabalho. Ninguém consegue melhorar sem usar um processo deliberado de autoavaliação. E a melhor maneira de se tornar indispensável é analisar de que forma você lidou com as interações e os projetos para melhorar.

O *debriefing* não precisa ser demorado nem complicado. Pode ser uma avaliação rápida. Quando alguma coisa der errado, em vez de tentar encontrar um culpado, responda às perguntas a seguir: *como aconteceu, quem fez o quê, por quê, onde e quando?*

Também não deixe de fazer o *debriefing* quando as coisas dão certo. Se você conseguir convencer um colega ou a equipe inteira a embarcar no processo, não precisa se alongar na discussão. Pode ser uma conversa rápida, orientando-se pelas perguntas a seguir:

- O que aconteceu?
- Por que aconteceu?
- O que deu certo?
- O que deu errado?
- Como daria para melhorar da próxima vez?

Para uma análise mais profunda, pergunte:

- Quais foram os resultados esperados?
- Quais foram os resultados alcançados?
- Quais decisões foram tomadas e quais ações foram executadas?
- Quais decisões e ações poderiam ter sido melhores?
- Os resultados poderiam ter sido diferentes?

Se você criar o hábito de fazer *debriefings* frequentes com um colega, pode ter certeza de que vocês trabalharão cada vez melhor juntos. As motivações e aspirações do colega ficarão cada vez mais claras. Você aprenderá a trabalhar melhor não só com ele como também com outras pessoas em posição parecida com a desse colega. Com esse tipo de autoavaliação contínua abrindo um canal de comunicação, é quase certo que você também aprenderá muito sobre como trabalhar melhor em uma infinidade de maneiras.

Quando você adota esse hábito, especialmente com seus clientes e colaboradores frequentes, cria uma expectativa e um compromisso mútuos para melhorar continuamente o trabalho juntos. Essa abordagem também serve como uma grande demonstração de seu comprometimento, orientação a servir aos outros e atitude positiva. A mensagem dessa prática é: "Juntos, continuaremos melhorando nosso trabalho em colaboração". As pessoas vão querer trabalhar com você vez após outra.

Passo 3: planeje pelo menos alguns passos adiante

Vamos supor que, depois de ler e seguir pelo menos alguns dos conselhos contidos nestas páginas, as pessoas de fato vão querer voltar a trabalhar com você.

O último passo da melhoria contínua dos seus relacionamentos no trabalho envolve se planejar para aproveitar possíveis oportunidades de colaboração e adiantar-se à próxima chance que vocês terão de servir uns aos outros. Mas e aquelas pessoas com quem você *nunca* mais vai querer trabalhar? Quer você queira ou não, nada as impedirá de procurar você de novo. Não deixe de expressar sua gratidão a elas nem de fazer o *debriefing* ao final da colaboração. Mas isso não significa que você estará disponível da próxima vez que elas quiserem trabalhar com você.

Uma maneira de estar menos disponível para trabalhar com as pessoas com quem você não quer trabalhar é colaborar mais com aquelas com quem você quer atuar. Por isso que é tão importante planejar. Conclua cada interação pensando na próxima oportunidade de vocês ajudarem um ao outro.

Mesmo se vocês não quiserem voltar a trabalhar juntos, é importante pensar no que virá em seguida antes de cada um seguir seu caminho. Se você quiser *mesmo* evitar colaborar com a pessoa de novo, é bom saber com antecedência quando ela vai propor uma nova colaboração. Mas, é claro, o melhor seria tentar manter boas relações com todos. Nunca se sabe quando você vai ter de voltar a trabalhar com alguém, mesmo se as coisas não foram muito bem desta vez.

O objetivo de pensar no que virá depois de cada interação corporativa é ter proatividade ao decidir como ocupar seu tempo, atuando, tanto quanto possível, com aquelas pessoas com quem você realmente quer, ou seja, os seus clientes preferenciais, aqueles com quem você consegue entregar um bom trabalho e com quem trabalha bem. Vocês sabem como manter os canais de comunicação abertos e como se manter alinhados; tomam boas decisões juntos, concluem muitas tarefas juntos, muito bem e com rapidez, seguem as melhores práticas e usam juntos soluções replicáveis, mostram que valorizam um ao outro e melhoram continuamente o relacionamento no trabalho. A ideia é planejar para poder reservar o maior tempo possível para essas pessoas e para que elas possam reservar um tempo para você.

Uma espiral ascendente em formação

À medida que vai melhorando sua colaboração com cada vez mais pessoas, você se transforma em uma pessoa indispensável para um número cada vez maior de clientes preferenciais. E será um cliente preferencial de um número cada vez maior de pessoas indispensáveis. A ideia não é construir um círculo de amigos ou uma panelinha profissional que exclui os outros. O objetivo é ter mais clientes preferenciais, pessoas a quem você sabe servir muito bem. E também desenvolver mais pessoas indispensáveis, aquelas que sabem servir você muito bem. É claro que os dois grupos podem incluir as mesmas pessoas. Mas isso não é um concurso de popularidade. Não é uma troca de favores.

É impossível ter pessoas indispensáveis demais e é impossível ter clientes preferenciais demais. Estamos falando de uma espiral ascendente de pessoas que aprimoram cada vez mais a colaboração. Essa é a arte de ser indispensável no trabalho. No próximo e último capítulo, veremos como criar uma espiral ascendente de verdadeira influência. Essa espiral é o poder que as pessoas dão umas às outras porque querem que os colegas tenham mais poder e sejam indispensáveis.

RESUMO DO CAPÍTULO

- Ajude as pessoas, e elas também ajudarão você.
- Concentre-se no trabalho. Quando o trabalho fluir melhor, os relacionamentos também melhorarão.
- Muitos aspirantes a pessoas indispensáveis dão muita ênfase à politicagem, à popularidade ou até às amizades no trabalho, em vez de:
  - Cultivar um relacionamento autêntico falando sobre o trabalho que vocês têm em comum.
  - Desenvolver um verdadeiro poder político no trabalho mostrando seu compromisso em servir às pessoas.
- Adote uma abordagem de melhoria contínua ao que você tem de mais valioso: as pessoas.
  - Passo 1: reserve um tempo para celebrar o sucesso.
    * Transforme um agradecimento memorável em uma de suas marcas registradas.
  - Passo 2: analise e ajuste seu *modus operandi*.
    * Em vez de reclamar, culpar e acusar, volte-se à melhoria contínua. Crie o hábito de fazer *debriefings*.
  - Passo 3: planeje.
    * Conclua cada interação pensando na próxima oportunidade de vocês ajudarem um ao outro.
- A construção de um relacionamento é uma espiral ascendente em formação. É impossível ter pessoas indispensáveis demais ou clientes preferenciais demais.

8

A ARTE DE SER INDISPENSÁVEL NO TRABALHO

Dave Christiansen, que passou décadas como presidente e CEO da Mid-Kansas Coop (MKC), uma cooperativa agrícola bilionária, diz que entendeu o enorme poder da cultura observando os funcionários do Walt Disney World. Ele adora contar a história a seguir, um exemplo clássico da arte em ação de ser indispensável.

Em uma visita ao Walt Disney World, Dave notou uma mulher que trabalhava nos bastidores, longe dos holofotes do Castelo da Cinderela, dos maravilhosos espetáculos teatrais e das atrações de última geração. Ela era uma camareira em um hotel do resort, uma função difícil e praticamente invisível. Mas, apesar de trabalhar muito e por muito tempo, ela fazia tudo com um sorriso no rosto.

Dave lembra: "Quando perguntei se ela estava tendo um bom dia, ela respondeu: 'Meu dia está sendo ótimo!'". Em seguida, ela disse a Dave algo notável: "Ela contou que tinha um dos empregos mais importantes de todo o resort".

Ela explicou: "Quando as pessoas vão para a cama à noite, elas encontram lençóis e fronhas fresquinhos para pegar no sono. É a última impressão que elas têm da Disney todas as noites".

Dave nunca se esqueceu do orgulho e da profunda conexão que aquela mulher tinha com seu trabalho: "Naquele dia eu soube que, se algum dia pudesse levar esse tipo de cultura a qualquer empresa que eu liderasse, seria algo transformador. E não só foi como ainda é assim". Ele passou anos enviando membros de sua equipe à Disney para fazer cursos de excelência no atendimento ao cliente.

Não é tarefa fácil levar uma cultura do nível da Disney a outras empresas. Muitos líderes tentaram e fracassaram. Dave revela seu segredo: "Eu sempre soube que praticamente todos os meus funcionários chegam no primeiro dia empolgados, prontos para trabalhar e fazer a diferença. Eles procuram uma pessoa a quem possam respeitar para seguir o exemplo. Eles querem saber como é fazer um bom trabalho, como podem avaliar o próprio trabalho e como *você*, o chefe, vai avaliar o trabalho deles. Eles querem saber: 'Para quem eu faço alguma diferença?'".

Dave faz de tudo para que cada funcionário conheça sua importância para a MKC, desde o primeiro dia e todos os seguintes. "Os gestores têm um papel crucial na construção de uma cultura corporativa forte", diz ele, "mas eles precisam botar a mão na massa e se encarregar da tarefa de transformar valores vagos em ações reais que os funcionários possam concretizar". Por exemplo, Dave incluiu a inovação e a criatividade na cultura da MKC e sempre fez questão de ajudar sua equipe de gestores a se manter focada nesses valores, falando sobre eles e recompensando-os.

"Procuramos pessoas que gostam de orientar e ensinar", ele explica. "Pessoas que adoram ajudar os outros a crescer." Ele também encoraja os gestores a descobrir os talentos e interesses especiais dos membros de sua equipe e a ajustar o cargo de cada um. "Identifique o papel principal de cada pessoa na empresa e mostre exatamente como as contribuições dela farão a diferença."

Para fazer isso, diz Dave, você precisa se esforçar para conhecer seu pessoal. "Quais são as habilidades e os pontos fortes de cada um? É mais fácil reter talentos quando você lhes oferece instâncias de demonstrar suas habilidades. Dar às pessoas mais chances de engajar-se no setor como um todo e reconhecer suas realizações também pode fazer uma diferença enorme." Para isso, é preciso oferecer aos talentos projetos especiais para ver como eles se saem. "Mas não deixe de lhes proporcionar oportunidades de orientar, ensinar e conhecer outros talentos e os desafie a inovar. Isso vai revelar muito sobre o diferencial de cada um."

Ele explica: "Identifique as pessoas motivadas pela missão e veja como elas contribuem para concretizá-la. Descubra a conexão natural que elas têm com seu trabalho e mobilize essa inclinação sempre que possível. Ajude, direcione e oriente seu pessoal".

Foi assim que Dave cultivou a cultura das pessoas indispensáveis na MKC. Ele sabe que não é possível trabalhar com eficácia navegando pelas linhas vagas e cruzadas da cadeia de comando sem aprender a ser uma pessoa indispensável.

Como você pode promover a arte de ser indispensável por toda a *sua* organização?

A essência da arte de ser indispensável

Penso na arte de ser indispensável como "o caminho da pessoa indispensável", criador de uma espiral ascendente que, por sua vez, reforça mutuamente a *verdadeira* influência e a atitude de agregar valor em todos os seus relacionamentos no trabalho. Quando há pessoas como a camareira da Disney em todos os níveis da organização, tanto nos bastidores quanto na linha frente, você tem um círculo virtuoso. Você e seus colegas continuam melhorando cada vez mais no trabalho colaborativo.

É possível dizer que a cultura das pessoas indispensáveis é ao mesmo tempo uma abordagem ao trabalho e uma maneira de se comportar no ambiente corporativo. É um jeito de transitar no mundo, englobando o que você pensa e o que faz. Para adotar essa postura, você precisa acreditar na matemática peculiar da verdadeira influência. Precisa servir aos outros tendo em vista o longo prazo, tornando-se incrivelmente valioso para as pessoas ao seu redor, reforçando sua credibilidade e sua reputação. Com isso, elas vão querer realizar coisas para você e fazer um bom uso do seu tempo.

Quanto ao comportamento no trabalho, as pessoas indispensáveis não fazem tudo para todos nem tudo para uma pessoa específica. Elas abordam todos os relacionamentos decididas a agregar valor às interações e às pessoas. Elas não realizam nem mais nem menos do que têm condições de fazer com integridade, trabalhando melhor e terminando o que começam.

Será que todo mundo pode se transformar em uma pessoa indispensável? Não vejo por que não. Por que você teria uma organização – ou uma equipe – na qual alguém *não é* indispensável? Imagine-se dizendo algo como: "O Fulano trabalha aqui, sim. Mas, se eu fosse você, eu procuraria outra pessoa para atender às suas necessidades". É muito melhor poder dizer: "Sim, *todo mundo* que trabalha aqui é uma pessoa indispensável. Qualquer pessoa da minha equipe vai poder atender à sua demanda!". Pelo menos esse deveria ser o objetivo.

Algumas equipes são criadas com esse foco em mente. Pense nelas como equipes indispensáveis. Os grupos que são formados, desde o começo, para ser indispensáveis têm muito a nos ensinar sobre como incluir a arte de ser indispensável à cultura de uma organização.

O melhor dos melhores

Tive a honra e o privilégio de trabalhar como um pesquisador, consultor e coach de muitos oficiais das Forças Armadas dos Estados Unidos, incluindo unidades de operações especiais. Pense nas Forças Especiais do Exército (Boinas Verdes), nos SEALs da Marinha (a "Tropa de Elite" da Marinha), nos Batalhões de

Reconhecimento da Marinha e nas Unidades de Operações Especiais da Força Aérea. Cada um desses grupos foi criado para ser o melhor dos melhores. Eles são marcados por um espírito de equipe inquebrantável, um empenho e um sacrifício sobre-humanos e uma confiança e habilidade sem igual.

O que mais me impressiona é a maneira como a identidade do grupo resulta justamente do fato de *excluir os outros grupos*. O que os define é que eles são diferentes dos outros, ou seja, são diferentes das pessoas que não conseguiram entrar em seu grupo especial de elite, as pessoas não indispensáveis.

A seletividade e a exclusividade estão gravadas no DNA dessas organizações. Seus programas de treinamento e qualificação requerem um processo especial de inscrição, com um índice baixíssimo de aceitação. Uma vez aceitos, os recrutas são submetidos a uma rotina extremamente rigorosa de aulas, exercícios e testes físicos, mentais e emocionais ininterruptos.

O treinamento dos SEALs é notoriamente difícil, sendo que em média só um em cada cinco recrutas consegue chegar até o fim. Parte de ser um SEAL é o fato de que pouquíssimas pessoas conseguem ser um SEAL. Os SEALs são só um exemplo. Muitas organizações e equipes são, devido a sua seletividade, exclusividade ou rigor, pensadas para excluir todas as pessoas não indispensáveis. Pense na Universidade de Harvard, em qualquer ordem de advogados, em praticamente todas as faculdades de medicina, na primeira divisão profissional de qualquer esporte, no programa de auditoria da GE. Pense na McKinsey, que oferece alguns dos cargos de consultoria mais cobiçados do mundo e que qualquer pessoa que tenha se formado em uma universidade de prestígio, como, digamos, a Harvard, faria de tudo para conseguir. Pense na Enterprise Rent-A-Car, que submetia os novos funcionários a testes de trinta, sessenta e noventa dias, até que, depois de 180 dias, os que sobreviviam tinham de passar por uma etapa que a empresa chamava de "queimar na fogueira".

Dizem que, em organizações de elite como essas, "O mais difícil é entrar". De fato, parte da ideia é que, se conseguir entrar em um grupo de elite como esse, você estará em excelente companhia. Mas não se iluda. Você não vai poder se dar ao luxo de deixar a peteca cair se quiser continuar nele. Por outro lado, é muito mais fácil continuar desenvolvendo sua excelência em um grupo no qual você não tem de se preocupar em compensar o baixo desempenho de ninguém. O grupo tem um desempenho tão espetacular que todos os membros da equipe inspiram e ajudam os outros a manter o nível em cada passo do caminho.

Depois que entrar em um grupo como esse, você sempre poderá contar com o empoderamento, o conhecimento, a habilidade, a experiência, os relacionamentos e a "memória muscular" de trabalhar com pessoas de altíssimo nível. São benefícios que o acompanharão por toda a sua vida profissional e pessoal.

Se você fizer parte de um desses grupos de elite, sabe que é possível construir sistematicamente uma cultura em torno da arte de ser indispensável, uma cultura na qual se espera que todos sejam indispensáveis. Com uma cultura como essa, fica muito mais fácil ter sucesso.

Se você fizer parte de uma cultura que não é de elite e que não cultiva as pessoas indispensáveis, saiba pelos exemplos que acabei de citar que é possível criar *deliberadamente* uma cultura de elite.

Alguém sempre sobe ao topo dos melhores

"Elite" é um conceito relativo. Até o grupo mais exclusivo sempre tem uma elite dentro dela: a pessoa indispensável das pessoas indispensáveis. Você recorreria *primeiro* a ela mesmo podendo escolher qualquer membro. Normalmente essa pessoa é a mais confiável, aquela que ajuda os outros a ter suas necessidades atendidas, dentro das especificações, no prazo e com o mínimo de atrito vez após outra. Essa pessoa sempre dá o melhor de si e traz à tona o melhor dos outros.

Por que você não pode ser essa pessoa? Se você faz parte de um grupo de elite, meus parabéns! Aproveite essa experiência ao máximo. É bem mais fácil ter um desempenho espetacular com uma cultura propícia. Aliás, toda cultura deveria ser propícia à melhoria contínua dos membros da organização. Mesmo assim, onde você se posiciona nesse grupo de elite? Na frente ou atrás? O que impede você de ser a elite da elite? Seja a pessoa indispensável da equipe indispensável. Faça tudo o que fizer muito bem, muito rápido, o dia inteiro, sempre com uma atitude positiva. Pense em Lisa Wolf, a enfermeira do pronto-socorro que conhecemos no capítulo 2. Como vidas humanas estão literalmente em risco, os trabalhadores do pronto-socorro precisam ser um grupo de elite. Mas Lisa conseguiu se destacar ainda mais, sendo a pessoa alinhada para cima, para baixo, na horizontal e na diagonal. A pessoa conhecida no grupo pelas decisões acertadas e por fazer mais do que sua obrigação sempre que tinha a chance. Ela era a enfermeira com quem todos queriam trabalhar, a pessoa indispensável da equipe indispensável. (Veja o quadro "Uma rede de relacionamentos ou uma panelinha?".)

E se a sua cultura não ajudar as pessoas a serem indispensáveis?

Se você não for um SEAL da Marinha e não fizer parte de nenhum outro grupo de elite em sua organização, como pode querer se transformar em uma pessoa indispensável? Afinal, algumas empresas simplesmente não têm recursos para ajudar as pessoas a ter um desempenho espetacular o tempo todo. Elas não têm a opção de recrutar os melhores talentos, o processo de seleção, os programas de treinamento nem uma liderança que lhes possibilitariam criar um grupo de elite. Em uma cultura como essa, você pode achar que qualquer tentativa de sua parte de ser uma pessoa indispensável seria nadar contra a corrente.

Uma rede de relacionamentos ou uma panelinha?

As pessoas indispensáveis, por sua própria natureza, tendem a formar um grupo exclusivo. Elas costumam se relacionar umas com as outras e a ajudar umas às outras. Só que é possível que esse comportamento acabe formando panelinhas no trabalho, o que pode ser problemático. Talvez isso aconteça quando:

- A inclusão ou a exclusão no grupo se baseia em fatores pessoais e não profissionais.
- Os membros do grupo não se dispõem a ajudar pessoas de fora.
- Os membros do grupo não se dispõem a pedir ajuda de pessoas de fora.

Mas as pessoas podem se sentir excluídas mesmo se o grupo ou seus membros não estiverem *deliberadamente* excluindo os outros. Uma equipe de cinco pessoas do departamento de marketing de uma empresa de serviços financeiros tinha o hábito de sair para almoçar junta. O problema é que elas nunca convidaram ninguém de fora para almoçar com elas. As pessoas do departamento começaram a se sentir excluídas e a achar que os cinco colegas estavam formando uma panelinha, levando a um mal-estar desnecessário.

Você pode estar pensando: "Mas qual é o problema de fazer networking, almoçar com os colegas ou socializar com pessoas com quem se tem afinidade? Afinal, é muito bom poder trabalhar em um grupo que cultiva o espírito de equipe, com pessoas que se gostam e querem ajudar umas às outras".

Você tem razão. O ideal é seu grupo (ou rede de relacionamentos) evitar os aspectos negativos da exclusividade que podem levar as pessoas a confundir vocês com uma panelinha. É só seguir as duas regras abaixo.

Receba de braços abertos qualquer talento que tenha interesse em participar do grupo

Quando eu era menino, um homem chamado David Katz morava na mesma rua que nós. Ele era o pai de dois dos meus melhores amigos e um exemplo clássico de pessoa indispensável: um cidadão, vizinho, pai e amigo exemplar. David estava sempre disposto a fazer mais do que sua obrigação e encorajava as pessoas ao mesmo.

David morreu ainda jovem, em 1998, e minha família estava lá quando seu caixão foi sepultado. Seguindo a tradição judaica, as pessoas se aproximaram, uma a uma, para jogar um pouco de terra. Quando chegou a hora de fechar a sepultura, os filhos de David e os amigos mais próximos pegaram pás que haviam sido colocadas perto da pilha de terra ao lado da cova.

Eu só fiquei lá, imóvel, com lágrimas nos olhos, sem saber se devia me incluir naquele grupo de elite. De repente, ouvi a voz de David na minha cabeça, dizendo: "Vamos lá, Bruce. Pegue uma pá! Faça a sua parte". Assim que peguei a pá, soube que pertencia àquele grupo.

Ouvi histórias parecidas de líderes de grupos de apoio no trabalho. Um deles me disse: "Bem, se isso aqui é uma panelinha, pelo menos posso prometer uma coisa: todo mundo pode participar da panelinha desde que faça sua parte. Quanto mais, melhor. É só chegar e botar a mão na massa".

Será que as portas do seu círculo ou rede de pessoas indispensáveis devem estar abertas a todos? Eu proponho que sim, desde que as pessoas estejam dispostas a pegar uma pá e fazer a parte que lhes cabe.

Diversifique e faça a polinização cruzada

O líder de uma rede informal de apoio me disse: "Não sei se dá para chamar o nosso grupo de 'exclusivo'. Se for, tudo bem. Mas pode ter certeza de que *eu* não sou exclusivo a esse grupo. Sou diversificado e faço a polinização cruzada. Quero participar de todas as panelinhas que valem a pena e adoro fazer a ponte entre as pessoas". Essa é a essência da arte de ser indispensável. Encontre pessoas indispensáveis onde quer que você precise delas. E desenvolva novas pessoas indispensáveis sempre que tiver a chance.

Afinal, "indispensável" está nos olhos de quem vê. Indispensável para quem? Para o maior número de pessoas possível, especialmente para clientes preferenciais e outras pessoas indispensáveis. Mostre o seu valor ao maior número possível de pessoas. Diversifique e faça a polinização cruzada. E vá alimentando a espiral ascendente.

Ou algum outro problema pode estar desencorajando você de trabalhar para transformar-se em uma pessoa indispensável. E se a sua organização tiver um bando de funcionários preguiçosos e displicentes que vivem causando problemas? Eles pisam na bola o tempo todo, forçando os talentos a passar o tempo todo consertando os erros deles, um tempo que poderia ser usado para transformar-se em pessoas indispensáveis. Ou essas pessoas preguiçosas percebem que você está dando duro no trabalho e se ressentem disso. Eles podem até lhe dizer: "Ei, devagar aí. Assim, vai pegar mal para mim". Em algumas culturas, o problema é que o bom desempenho simplesmente não é recompensado.

A vantagem de não fazer parte de uma equipe ou organização de elite (como os SEALs da Marinha) é que vai ser mais fácil para você se destacar e até chegar ao topo. Não importa onde você trabalha ou o que faz, se você se comportar como uma pessoa indispensável, será a que estará sempre agregando valor, sempre tentando servir aos outros, sempre tentando realizar um excelente trabalho e ser um excelente colaborador. Com isso, você estará facilitando a sua própria vida e a das pessoas que fazem parte de seu círculo de influência.

Às vezes as pessoas dizem: "Mas não é justo. Parece que nem vale a pena ser indispensável no trabalho. Vou ter de trabalhar muito mais sem ganhar nada a mais por isso. E posso até ser punido pelos colegas de baixo desempenho".

Não se deixe levar pelas pessoas que pensam assim. Qualquer um que diga algo na linha de: "Vá com calma! Assim vai pegar mal para mim" não deve ser um exemplo para você. Você precisa acreditar na matemática peculiar da verdadeira influência. Ao servir aos outros, você aumenta seu valor e melhora sua reputação, agora e no futuro. Até em grupos repletos de pessoas "do contra" ou que preferem fazer o trabalho de qualquer jeito só para justificar o salário, pelo menos *algumas* devem perceber e valorizar o bem que você está gerando. Ao agregar valor, você aumenta o valor da empreitada inteira para todos, incluindo você. Afinal, como já vimos, a matemática é peculiar.

Mesmo se você for a única pessoa indispensável em um mar de preguiçosos, é melhor ser aquele funcionário indispensável solitário do que seguir a lei do mínimo esforço. É melhor para você, porque você estará sempre dando o seu melhor. E é melhor para as pessoas ao seu redor, porque você pode simplesmente elevar o nível.

Se você olhar ao redor e perceber que é a única pessoa indispensável em um raio de quilômetros, uma das três coisas a seguir vai acontecer:

1. A empreitada toda vai perder o ímpeto mais cedo ou mais tarde, mas você vai aprender e crescer com a experiência, em vez de desperdiçar seu tempo e energia fazendo corpo mole no trabalho.
2. Você chegará ao topo e se tornará um líder em seu departamento ou organização.
3. Você logo vai descobrir (o que acredito ser mais provável) que não é a única pessoa indispensável em um mar de preguiçosos. Ao se tornar indispensável, você atrairá outras pessoas que pensam como você e dará início a todo um movimento em seu grupo ou organização. As pessoas indispensáveis são como ímãs que se atraem.

Mesmo se você não fizer parte dos SEALs da Marinha, é quase impossível não haver *nenhuma* pessoa indispensável em toda a sua organização além de você. Pelo contrário, você tem muitas chances de descobrir que há muito mais pessoas potencialmente extraordinárias do que você tinha imaginado.

Quando dá o melhor de si, não importa a sua posição ou o que faz, você encoraja os outros a fazer o mesmo. E você logo começa a perceber que, por sua vez, os outros também o ajudam a melhorar.

Essa é a espiral ascendente. Vocês descobrem a existência uns dos outros e formam um grupo de elite composto de pessoas indispensáveis em um ambiente que de outra forma seria, na melhor das hipóteses, medíocre. Vejo isso acontecendo por toda parte: círculos ou redes de pessoas indispensáveis que se encontram, se ajudam e fazem de tudo para ser confiáveis umas para as outras.

As pessoas indispensáveis podem se reunir em uma equipe ou projeto. Ou podem formar um grupo não oficial de pessoas que precisam umas das outras e concordam, formal ou informalmente, em se ajudar. Vi isso acontecer em uma ONG para a qual trabalhei, onde um pequeno grupo de pessoas com ideias afins formou o próprio comitê de melhoria contínua. Composto de pessoas de departamentos diferentes, o comitê começou se reunindo para pensar em novos projetos potenciais, mas no fim todas se tornaram pessoas indispensáveis umas para as outras. (Para ver outro exemplo, leia o quadro "Quando a cultura de ser indispensável contagia a todos".)

Construindo a espiral ascendente

A arte de ser indispensável descreve uma crença básica: que ser indispensável é servir aos outros muito bem. A maior fonte de poder social – a influência – resulta de ser uma pessoa que os outros procuram para ter suas necessidades atendidas. Servir aos outros é o que faz com que você seja o tipo de pessoa que os outros querem ajudar a ter sucesso. Não é uma troca de favores, mas o resultado do respeito que você conquista por ser quem você é e se comportar da maneira como você se comporta. Como produto de sua verdadeira influência, as pessoas querem que você tenha mais poder porque esse poder as ajuda a satisfazer suas necessidades e também pode dar a elas mais poder.

Quando a cultura de ser indispensável contagia a todos

A atração gravitacional de um grupo não oficial de pessoas indispensáveis pode contagiar a organização toda a ponto de os preguiçosos não terem mais onde se esconder.

Foi o que aconteceu em uma cadeia de restaurantes que passava por dificuldades no nível corporativo e acabou obrigada a fechar uma filial após a outra, aproximando-se da falência. Em meio a isso tudo, alguns poucos restaurantes exibiam indicadores-chave bem menos desoladores. Eles não tinham perdido clientes, e as receitas brutas por cliente e avaliações de atendimento continuavam boas. A rotatividade de funcionários era relativamente baixa. Uma filial em particular estava indo de vento em popa.

O que respondia pelo sucesso incomum desses restaurantes? Eles não contavam com vantagens claras, como localização favorável, e trabalhavam com as mesmas restrições que os outros: pouco orçamento de mão de obra, publicidade, matérias-primas e assim por diante. Decidi investigar. Afinal, nossa pesquisa se concentra justamente em anomalias desse tipo.

O que aqueles restaurantes estavam implementando que os outros não? Absolutamente nada, como descobrimos. Eles só estavam fazendo *mais e melhor*. Depois de uma meticulosa investigação, concluí que as equipes estavam simplesmente se empenhando mais, no trabalho em geral e no colaborativo. E era contagiante. É bem verdade que cada um daqueles restaurantes usufruía da liderança de um excelente gerente geral – empenhado, eficaz, animado e engajado em todos os objetivos –, um exemplo perfeito de pessoa indispensável.

Mas, além disso, uma equipe de pessoas indispensáveis tinha se desenvolvido em torno de cada um desses gerentes gerais, incorporando a arte de ser indispensável à cultura do local. Esses restaurantes fora da curva tinham em comum um forte espírito de equipe e uma determinação de atingir o sucesso que se retroalimentava. As pessoas queriam fazer mais do que o necessário porque viam os outros fazendo mais do que o necessário. As equipes desses restaurantes podiam muito bem ser equipes de operações especiais.

Perguntei ao assistente de um gerente sobre o sucesso de sua filial. Ele disse que o restaurante tinha passado um tempo enfrentando uma altíssima taxa de rotatividade de funcionários. Os novos drenavam o orçamento de mão de obra, precisavam ser treinados e no fim acabavam não ajudando muito. "Começamos como um grupo pequeno", ele contou. "Basicamente imploramos [ao nosso gerente geral] para nos deixar trabalhar mais. Dissemos que estávamos dispostos a trabalhar mais tempo, dar mais duro no trabalho, assumir mais responsabilidades, enfim, a fazer o que fosse necessário para nos tirar daquele buraco." O plano foi um sucesso e o desempenho melhorou. "A gente sabe que a empresa ainda pode fechar as portas", ele acrescentou. "Mas acho que todo mundo vai poder olhar para trás com orgulho de ter participado dessa equipe."

É assim que você constrói a espiral ascendente. Às vezes, neste ponto, as pessoas me interrompem para dizer: "Espere aí. Você está construindo uma 'espiral ascendente' de pessoas indispensáveis e clientes preferenciais e, para muitos deles, você também é uma pessoa indispensável. Vocês estão alinhados e têm um enorme valor uns para os outros. Qual é a diferença entre isso e o bom e velho *networking*?".

É uma boa pergunta. Mas hesito em usar a palavra "networking" porque o termo pode evocar conotações negativas. As pessoas me dizem: "Eu odeio networking". Só que, curiosamente, essas mesmas pessoas são as indispensáveis para seus clientes preferenciais.

E são os clientes preferenciais de suas pessoas indispensáveis. Elas têm essas redes de relacionamento espetaculares em espiral ascendente, mas acham que odeiam o networking.

Acontece que o networking, por si só, parece implicar uma orientação aos relacionamentos com foco em usar as pessoas para ter suas necessidades atendidas. Você socializa no trabalho, mas na esperança de obter algum benefício, em parte por razões de afinidade pessoal ou política do escritório. Ou você pode fazer favores esperando receber outros em troca.

O problema é que essa definição de networking descreve uma coisa totalmente diferente. Descreve a mentalidade da *falsa influência*, que analisamos no início deste livro: "Como eu posso usar a minha 'influência' (bajulação, suborno ou ameaças) para conseguir o que preciso de você?". Não é de admirar que tantas pessoas digam que odeiam networking.

As pessoas que tentam fazer networking usando a falsa influência normalmente não têm muita verdadeira influência porque a maioria percebe o que está sendo feito e fica chateada ou irritada. Por outro lado, aquelas que com o tempo constroem uma verdadeira influência têm uma abordagem completamente diferente aos relacionamentos, inclusive ao networking: "O que eu posso fazer por você?". Em vez de ver as necessidades dos outros como um fardo, as pessoas indispensáveis veem oportunidades de agregar valor e, em consequência, aumentar seu próprio valor. Em vez de puxar você para baixo, as necessidades dos outros na verdade o elevam.

Construa essa espiral ascendente tomando as medidas a seguir:

1. Seja uma pessoa indispensável.
2. Encontre pessoas indispensáveis onde precisar delas e seja um cliente espetacular para elas.
3. Desenvolva novas pessoas indispensáveis sempre que tiver a chance.

Seja uma pessoa indispensável

No início deste livro, apresentei algumas características básicas de uma pessoa indispensável. Essas pessoas:

- tornam-se extremamente valiosas para os outros;
- mantêm uma atitude positiva, de servir aos outros;
- mostram muito empenho no trabalho;
- são muito boas no que fazem;
- possuem criatividade e determinação;
- assumem a responsabilidade por fazer acontecer.

Espero que este livro tenha esclarecido que ser uma pessoa indispensável envolve muito mais do que isso. Pessoas indispensáveis:

- acreditam na matemática peculiar da verdadeira influência;
- lideram de onde estiverem, alinhando-se para cima, para baixo, na horizontal e na diagonal;
- sabem quando dizer não e como dizer sim;
- trabalham melhor e terminam o que começam;
- estão sempre melhorando no trabalho colaborativo.

Fazer tudo isso repetida e sistematicamente é a única maneira de evitar a síndrome do excesso de comprometimento, que, naturalmente, é a única maneira de fazer tudo isso repetida e sistematicamente.

Enquanto isso, você não pode se dar ao luxo de ser a única pessoa indispensável. Afinal, qual seria a vantagem disso? Não basta ser uma pessoa indispensável. Também não deixe de:

- encontrar pessoas indispensáveis onde quer que você precise delas;

- desenvolver novas pessoas indispensáveis sempre que tiver a chance.

No restante deste livro, veremos como construir seus relacionamentos no trabalho, um a um, montando sistematicamente a espiral ascendente da verdadeira influência, ou seja, o poder que as pessoas dão umas às outras porque querem que todos tenham mais poder.

Encontre pessoas indispensáveis e seja o cliente mais espetacular delas

Muitos dos seus clientes preferenciais também serão pessoas indispensáveis para você. Mas isso não significa que você deve parar de ajudá-los. Mesmo sabendo que seu cliente é uma pessoa indispensável para você, a ideia é sempre abordar o relacionamento pensando em maneiras de servir à pessoa. Pensando assim, quando *você* é o cliente, como pode contribuir ao relacionamento? Mostrando sua capacidade de ser um cliente espetacular, é claro. Veja como fazer isso.

Regra 1: saiba quem é quem no zoológico. Quem me ensinou essa regra foi Mary Trout, que conhecemos no capítulo 6 (sobre a importância de terminar o que começamos) e que é uma das minhas CEOs favoritas e um dos melhores exemplos de pessoa indispensável que conheço. "Você precisa saber quem é quem no zoológico", ela diz. Quem são os coalas fofos? Os leões? As cobras? Saiba quem é quem em todas as áreas da organização bem como acima, abaixo, na horizontal e na diagonal. Identifique seus pontos fortes e fracos, suas peculiaridades no trabalho e descubra como trabalhar bem com eles. Saiba como encontrar suas pessoas indispensáveis e como conseguir o que precisa delas.

É duplamente importante saber fazer isso se você for relativamente novo na organização, especialmente se entrar em uma já consolidada que tenha muitos funcionários e redes internas de relacionamentos ou se você for um veterano em uma empresa que está renovando seu quadro de funcionários.

Regra 2: comece com as pessoas que você já conhece. Se você começar com pessoas que não conhece, vai precisar conhecê-las antes e descobrir se elas são confiáveis. Se começar com pessoas que já conhece, poderá se concentrar naquelas nas quais já confia a fim de encontrar suas pessoas indispensáveis.

Comece com seus melhores clientes. Nunca deixe de analisar com eles o que vem em seguida, adiantando oportunidades de se ajudarem. Quais dos seus melhores clientes poderiam ser pessoas indispensáveis para você? Você sabe o suficiente sobre o mundo deles?

Você já sabe o que pode fazer por eles, como eles trabalham e como colaborar com eles. Mas você sabe o que eles podem fazer por você? Onde as tarefas, responsabilidades e projetos deles se alinham com as suas necessidades?

Não deixe de lhes dar oportunidades de agregar valor. E seja um cliente espetacular para eles (veja a Regra 5).

Regra 3: investigue a reputação informal das pessoas. Sua pessoa indispensável pode não estar sempre disponível para você. Ou talvez as pessoas que você conhece bem não realizem exatamente o que você precisa.

Mas quem sabe elas conheçam alguém que realize. Peça indicações às suas pessoas indispensáveis. E não deixe de usar sua rede estendida de contatos. O amigo de um amigo pode ter alguém para indicar, o que já seria um ponto de partida. E nada impede você de buscar uma segunda ou terceira opinião sobre a pessoa. Passe um tempo investigando. Encontre alguém que saiba fazer bem o que você precisa.

As indicações e segundas e terceiras opiniões constituem a reputação informal das pessoas. É o que aquelas que trabalharam com elas falam sobre elas pelos corredores. Tanto as coisas boas quanto as não tão boas. É importante se informar sobre as opiniões que os colegas têm uns sobre os outros. Esse tipo de reputação informal não passa de mais uma fonte de verdadeira influência.

Algumas pessoas têm uma reputação informal que diz: "Essa pessoa faz um excelente trabalho e é um prazer trabalhar com ela. Você vai gostar de atuar com essa pessoa". Outras têm uma reputação informal que diz: "É melhor evitar colaborar com essa pessoa". Algumas reputações incluem inúmeras histórias e exemplos. Outras são vagas. Tenha cautela ao usar essas informações, mas não as ignore. Mesmo se soar como fofoca, lembre-se de que as fofocas também contêm informações. Mas também mantenha em mente que elas nem sempre são verdadeiras.

Peça a opinião das pessoas. Você vai aprender muito. E não acredite em tudo o que ouvir. Valide as informações com uma segunda e uma terceira opinião.

Regra 4: estude o organograma. Quando nenhuma das medidas acima der certo, você sempre pode usar o organograma e o diretório de funcionários. Muitas organizações os mantêm em excelentes condições, atualizados e disponíveis a todos, mas poucas pessoas os acessam e usam.

Para encontrar pessoas indispensáveis onde quer que precise delas, você deve saber exatamente quem é quem na organização e exatamente a quem recorrer, para que, por que, como, onde ou quando. Não deixe de estudar o organograma. Estude o diretório de funcionários. Saiba quem faz o que, por que, quando, onde e como. Construa as pontes. E acompanhe as mudanças.

Regra 5: seja um cliente espetacular. Uma vez que encontrar suas pessoas indispensáveis, seja o cliente mais espetacular delas. Comece passando muito trabalho às suas pessoas indispensáveis. Faça isso delegando seu próprio trabalho ou indicando e recomendando essas pessoas a outros clientes. O cliente espetacular pode até se empolgar na alocação de bônus e outras recompensas às suas pessoas indispensáveis. Mas um cliente espetacular nunca paga por mais do que o serviço recebido. A menos que o relacionamento seja de alguma forma corrompido, ele sempre paga um preço justo.

Mas, para ser um cliente espetacular, é preciso fazer muito mais do que passar trabalho às pessoas indispensáveis e lhes garantir boas recompensas. Você também deve elogiá-las, indicá-las a outros clientes e garantir que o trabalho será fácil, confiável e seguro. E quem sabe? Sua pessoa indispensável hoje pode ser seu cliente amanhã, ou seu chefe, seu subordinado direto, colega, professor, amigo ou sogro.

E, como os clientes espetaculares têm muito a oferecer, eles também costumam receber muito. Os clientes espetaculares recebem as melhores ofertas, as amostras grátis, os fretes especiais, os trabalhos urgentes feitos com especial rapidez no fim de semana ou no feriado. Acontece que a experiência de trabalhar com os melhores clientes também é espetacular. Não estou falando só de tratar bem e ser educado com as pessoas. Mantenha em mente a lista a seguir:

- Recorra às pessoas certas para fazer as coisas certas na hora certa (dica: com bastante antecedência).
- Prepare-se e não desperdice o tempo da pessoa.
- Vá primeiro na vertical e verifique o alinhamento para não ter de voltar depois e dizer: "Meu chefe disse que precisamos fazer essa mudança" ou "Meus subordinados ou minha equipe dizem que precisamos fazer essa mudança".
- Preste atenção a sua própria demanda (elabore suas demandas na forma de uma proposta clara).
- Passe pelos "portões do não" antes de tentar entrar:
  – Sim, pode ser feito; é possível.

  - Sim, é permitido.
  - Sim, deve ser feito; tem um bom ROI.
- Facilite o sim apresentando um plano simples (é assim que pretendo te ajudar a me ajudar).
- Não deixe de fazer um acompanhamento depois do projeto e reforçar o relacionamento (mande um agradecimento supersônico). Faça um *debriefing*. E examinem juntos o que vem em seguida para que vocês possam planejar a próxima colaboração.

Se você conseguir pôr em prática todas as coisas que descrevi até agora nesta seção, o último componente desta espiral ascendente deve ser mais fácil para você.

Desenvolva novas pessoas indispensáveis sempre que tiver a chance

Gosto de dizer que grande parte da arte de ser indispensável é fazer de tudo para encontrar talentos em todos os níveis e em todas as áreas da organização. E depois investir um pouco de seu tempo e energia para desenvolvê-los.

Quando afirmo isso, a primeira reação das pessoas é dizer: "A ideia é ótima, mas quem é que tem tempo para isso?". A segunda reação é: "Tudo bem, mas não sou qualificado e isso não cabe a mim". A terceira é: "Você não tem ideia. A concorrência aqui é selvagem. Por que eu gastaria meu tempo ajudando alguma outra pessoa a fazer o trabalho dela e avançar na carreira?".

Se você chegou até aqui e ainda acha que essa terceira reação se justifica, eu obviamente não consegui passar a mensagem. Por que você ainda está lendo este livro?

Vale muito a pena investir todo o tempo e energia que puder nas pessoas indispensáveis. Você simplesmente não tem como ir muito longe sem elas. E ter pessoas indispensáveis nunca é demais – no seu círculo mais próximo, na sua equipe, na sua organização.

Quanto à primeira e segunda reações mais comuns, na verdade você não tem tempo para *não* fazer isso, e não precisa de nenhuma qualificação para ajudar os outros a melhorar.

Não estou dizendo que você precisa se dedicar a uma mentoria pessoal ou profissional de seus colegas ou até seus subordinados diretos (apesar de precisar orientá-los em certa medida). Mas por que não ajudar as pessoas com quem você trabalha a melhorarem justamente por trabalharem com você? Em que aspectos elas podem melhorar pelo simples fato de trabalharem com você? Em todos, talvez? No mínimo, sempre que trabalhar com alguém, ajude a pessoa a trabalhar cada vez melhor com você.

Cabe a você. Ajude as pessoas a melhorar. Sempre que você ajuda alguém no trabalho a melhorar em alguma coisa, estará criando nessa pessoa uma capacidade produtiva adicional que continuará agregando valor cada vez que ela fizer esse trabalho (ou um parecido) dali em diante.

Se você for chefe, parte de seu trabalho é ajudar seu pessoal a melhorar. Você deve a seu pessoal assumir o papel de um líder com qualidades de coach ou de professor. Diga claramente quais são as expectativas a cada passo do caminho; faça o acompanhamento; oriente, direcione, ajude; monitore o desempenho; identifique problemas; resolva problemas; e dê um feedback construtivo.

O que você está fazendo para desenvolver seus subordinados diretos? E os aspirantes a pessoas indispensáveis que estão tendo dificuldade? Tente ajudá-los a melhorar profissionalmente e a fazer mais do que se espera deles. Ensine-os a trabalhar mais rápido, melhor e a terminar o que começam. Seja um exemplo de como fazer essas coisas com uma atitude positiva. Encoraje-os a aprender, a crescer e a querer aprimorar sempre.

Se você quiser liderar uma equipe de pessoas indispensáveis, precisa ser ao mesmo tempo muito franco e incansável. Ajude cada membro de sua equipe a melhorar cada vez mais. Mas não tolere pessoas preguiçosas em sua equipe. Elas são um desperdício de dinheiro, causando problemas que os outros são obrigados a consertar. Os melhores talentos odeiam trabalhar com os preguiçosos. E ter pessoas assim na sua equipe dá a entender que um baixo desempenho é uma opção.

Livre sua equipe das pessoas de baixo desempenho para ajudar todos os outros membros a melhorar e se transformar em pessoas indispensáveis, uma pessoa por vez, um dia de cada vez.

Você não precisa ser chefe para ajudar as pessoas a melhorar. Não importa onde se posicione no organograma, você pode ser um excelente exemplo só pela forma como trabalha e como trabalha com as pessoas. Seja o tipo de colega que os outros querem imitar.

Saiba que você só tem a ganhar se ajudar os outros a melhorar. Quando você ajuda alguém a se desenvolver, essa pessoa nunca vai esquecer o que você fez por ela. Muitas delas sairão pelo mundo e terão muito sucesso. Quem sabe como vocês poderão se ajudar no futuro?

Quando você desenvolve as pessoas, fica conhecido por ajudá-las em vez de puxar o tapete dos colegas ou lhes dar uma facada nas costas. Quando você fica conhecido por apoiá-las, elas tendem a torcer pelo seu sucesso. Por que elas não torceriam?

Todos esses fatores juntos constituem a arte de ser indispensável. É assim que você pode se tornar uma pessoa indispensável no trabalho.

Espalhe a notícia

Não importa se você estiver navegando na economia dos *gigs* ou for um líder tentando se adaptar à revolução da colaboração, a arte de ser indispensável o ajudará a aumentar sua eficácia, sua sanidade e sua felicidade.

A vantagem da cultura de ser indispensável para as organizações é que essa abordagem efetivamente empurra a comunicação, a tomada de decisão e a ação cooperativa o máximo possível para baixo na cadeia de comando. Alinha as pessoas em todas as direções e as empodera para trabalhar melhor e terminar o que começam. Quando a arte de ser indispensável é bem aplicada, tudo passa a ser melhor e mais rápido: troca de informações, planejamento, tomada de decisão, compartilhamento de recursos e execução. A abordagem também reduz desperdícios e problemas desnecessários.

O valor dessa abordagem para você é que fará mais do trabalho certo, melhor e mais rápido, conquistará uma verdadeira influência a cada passo do caminho e, no processo, ainda evitará o excesso de comprometimento.

Se você leu este livro e conseguiu ver todo o potencial dessa abordagem, talvez esteja achando que ela pode ser sua arma secreta para ser indispensável. Talvez queira manter essas novas ideias e hábitos em segredo para conquistar uma vantagem estratégica sobre os colegas. Talvez até tente, mas já vou adiantando que não vai conseguir.

Porque, sem dúvida, as pessoas vão notar e perguntar: "O que você está fazendo de diferente? Você está conseguindo fazer tanto, tão mais rápido e tão melhor, mas parece ter muito mais controle do seu tempo, das suas tarefas e do que faz ou deixa de fazer no trabalho. Parece que todo mundo quer trabalhar com você. Qual é o segredo?". Você pode tentar não contar para ninguém, ou contar só para seus principais colaboradores. E você e sua crescente rede de clientes preferenciais podem até ter uma vantagem, pelo menos por um tempo.

Mas vocês chamarão ainda mais a atenção dos outros. As pessoas vão continuar perguntando. A notícia vai se espalhar. Mais pessoas com quem você trabalha começarão a seguir seu exemplo e o de sua rede crescente de relacionamentos. E isso ajudará a criar mais pessoas indispensáveis, facilitando e melhorando seu trabalho cada vez mais.

Por que você iria *querer* manter isso em segredo? A arte de ser indispensável pode começar a transformar a cultura da sua equipe, do seu departamento ou até da sua empresa inteira. Você pode levar essa abordagem para sua casa, sua família e amigos. Em pouco tempo, o círculo virtuoso e a boa vontade resultantes da cultura de ser indispensável podem começar a contagiar outras cidades e outros estados.

Quem sabe? A arte de ser indispensável pode até se transformar em todo um movimento.

AGRADECIMENTOS

Sou muito grato a todas as pessoas indispensáveis de todos os lugares que tive o privilégio de conhecer, incluindo muitas que não foram mencionadas aqui.

Em particular, sou grato ao mais de meio milhão de pessoas incríveis de mais de quatrocentas organizações que participaram de nossa pesquisa, em levantamentos, entrevistas e grupos de foco, desde 1993. Agradeço também aos líderes de organizações privadas, públicas e sem fins lucrativos que confiaram em nosso trabalho, nos contratando para fazer avaliações, prestar consultoria e conduzir programas de treinamento.

Gostaria de deixar meus agradecimentos a todas as pessoas que participaram das minhas palestras e seminários ao longo dos anos. Obrigado pela paciência. Por ouvir, rir, contar histórias, me forçar a aprender com perguntas difíceis e me ensinar. Ninguém me ensinou mais do que todas essas pessoas reais do mundo real que me permitiram ajudá-las a enfrentar seus desafios. Meus agradecimentos especiais às pessoas cujas histórias aparecem neste livro. Só não mudei o nome de algumas poucas. Na maior parte, usei pseudônimos e misturei detalhes para manter as histórias anônimas.

Aos meus colegas do passado e do presente da RainmakerThinking, especialmente a equipe atual – Kimberli Math, Elizabeth ("Lightning Girl") Richards e Cheryl Wolansky –, obrigado por promover a verdadeira influência, alinhamento, boas decisões, maneiras melhores de trabalhar, pelas valiosas contribuições e pelo compromisso de aprimorar o trabalho colaborativo a cada passo do caminho. Cada um de vocês é um grande exemplo de pessoa indispensável. Considero cada um de vocês um verdadeiro amigo e sou profundamente grato pela chance de trabalhar com vocês.

Se você nunca foi ao escritório da RainmakerThinking, que fica ao lado da minha casa em Whitneyville, Connecticut, talvez não saiba que a casa que abriga o escritório também abriga um dojo, onde praticamos caratê. Além do escritório e do dojo, a casa abriga meu professor de caratê de longa data (desde que eu tinha 7 anos), o grande mestre Frank Gorman, que você pode conhecer de outros livros meus. Ele é o "Vizinho e Mestre de Caratê" no seriado cômico que estou escrevendo na minha cabeça. Também mora lá Nathan Gorman, neto de Frank, meu sobrinho de honra, um amigo querido e praticante de caratê. E o cachorro de Nathan, Bentley Kanbun Gorman, que é um dos meus melhores e mais novos amigos. Os três Gormans fazem parte da minha família. Eles passaram anos me ajudando a escrever este livro. Frank, um ávido leitor, leu várias versões iniciais e fez sugestões. Nathan foi um ouvinte paciente em muitas viagens de carro e fez sugestões. E Bentley ouviu com paciência, mas sem fazer qualquer comentário. Sou grato a todos eles.

No que diz respeito ao caratê, gostaria de agradecer a todos com quem já treinei, pois eu não seria o mesmo sem eles. Gostaria de agradecer aos principais integrantes do meu dojo além de Frank, Nathan e Bentley: Ian Sweeney (casado com Elizabeth Richards, que trabalha comigo na RainmakerThinking) e Charles Jones, bem como os integrantes de longa data do dojo Rob Schulman, Michael Harrigan, Joe Gilbert, Ryan Dean, Bob Misseau, Chris Cox, Peggy Hess, Geoff Crouse e Sam Malissa, além de Bob Kaiser (que me contou a história do dentista-advogado Eric Ploumis).

Geoff (que conheço desde 1983), o “CEO e Mestre do Caratê” na biografia que estou escrevendo, é dos meus melhores clientes, um dos meus melhores amigos e também, além de Frank, meu professor no dojo. Ele é uma grande fonte de sabedoria e foi citado neste livro. Sam, também um grande amigo, é meu aluno de caratê desde 2012 e trabalhou conosco na RainmakerThinking (de 2018 a 2020). Sam e eu tivemos muitas conversas sobre as primeiras versões do livro. Ele leu o primeiro rascunho e fez excelentes comentários.

Pamela Haag não é uma carateca, mas também é uma amiga excelente e uma escritora, editora e acadêmica brilhante. Ela foi a Whitneyville no início do meu processo de escrita (na primavera de 2019) e passou um longo fim de semana comigo e um laptop, fazendo perguntas, digitando anotações e dando conselhos e apoio. A paciência, o insight e a orientação de Pam foram de enorme ajuda no estágio inicial da escrita deste livro e valeram cada minuto e cada centavo.

Sou profundamente grato a outros dois amigos de longa data: Steve Katz (meu mais velho amigo, ao lado de seu irmão gêmeo Jeff, filhos de David Katz, mencionado no capítulo 8) e Lisa Wolf (da época da Amherst College). Steve e Lisa leram o primeiro rascunho e fizeram extensos comentários e observações. Os dois ofereceram excelentes sugestões que incorporei quase na íntegra. Tanto que minha conversa com Lisa me fez perceber que ela era a personagem perfeita para abrir o capítulo 2.

E também sou grato à Harvard Business Review Press. Trabalhei com algumas excelentes editoras ao longo dos anos. Mas sempre cobicei a HBR e sempre quis publicar um livro com eles. Sou profundamente grato a Melinda Merino, diretora editorial, e a Jeff Kehoe, editor executivo, por acreditar neste livro e usar seu nome e prestígio para defendê-lo. Obrigado a toda a equipe da Harvard, incluindo Sally Ashworth, Julie Devoll, Lindsey Dietrich, Alexandra Kephart, Erika Heilman, Jon Shipley, Felicia

Sinusas e Alicyn Zall. Obrigado a todos, do fundo do meu coração, pela honra de trabalhar com vocês e com a HBR. Espero ter feito jus à confiança que vocês depositaram em mim.

Recebi de Jeff Kehoe muito apoio e incentivo, bem como um espetacular feedback construtivo. Ele fez extensas anotações no primeiro manuscrito, me dando a chance de melhorar muito o texto e me dando um conselho/ordem que acabou se revelando de enorme valor: "Você vai poder melhorar muito esse texto se trabalhar com a pessoa indispensável de todos os editores de texto, a incrivelmente talentosa, diligente e eficaz Lucy McCauley". Como o bom menino que sou, acatei a ordem e recorri à ajuda de Lucy McCauley, que aplicou seu bisturi ao texto, bem como um pincel, argila, terminando com algumas fitas e glacê. Ela me ajudou a criar estrutura e conteúdo da primeira à última página. Muito obrigado, Lucy, pelo trabalho incrível. Este livro ficou muito melhor com sua ajuda.

Enquanto isso, Susan Rabiner, minha agente literária (e também da minha esposa, Debby) e uma querida amiga nossa, está sempre presente nos bastidores de nossa carreira na publicação de livros. Susan não é deste mundo quando se trata de ver a alma dos livros e preparar o terreno para o sucesso deles. Aí está uma mulher que sabe quando dizer não e como dizer sim. Susan é simplesmente genial ajudando um escritor a descobrir se e como transformar uma ideia em um livro que vale a pena ser publicado. A genial Susan e seu marido genial, o finado Al Fortunato, escreveram o clássico sobre o mercado editorial de não ficção *Thinking Like Your Editor*. Susan me acompanhou em todos os passos do caminho de transformar minha mais recente pesquisa neste livro.

À minha família e amigos, devo meus profundos e eternos agradecimentos por me dar espaço para ser quem sou e por ser quem vocês são. Agradeço aos meus pais, Henry e Norma Tulgan (falecida em 2016); meus sogros, Julie e Paul Applegate; minhas sobrinhas e sobrinhos (do mais novo ao mais velho): Eli, Frances,

Erin, Perry e Elisa; minha irmã, Ronna, e meu irmão, Jim; minha cunhada, Tanya, e meus cunhados, Shan e Tom, a companheira de Jim, Debbie (e o neto deles, Emerson). Eu amo de paixão cada um de vocês.

Quero deixar um agradecimento especial a minha irmã, Ronna, que leu uma das versões e o primeiro rascunho completo do livro, fez excelentes comentários e teve várias conversas comigo a respeito ao longo do caminho (lembro que ela fez a mesma coisa lá no início dos anos 1990, quando eu estava escrevendo meu primeiro livro, *Managing Generation X*). Valeu, Ronna!

Meus agradecimentos especiais aos meus amorosos pais por todo o árduo trabalho de me criar, por estar entre os pais que mais dão apoio aos filhos e que foram os melhores amigos que eu poderia desejar. Prezo profundamente por todo minuto que passamos juntos. Este é meu primeiro livro desde que perdi minha mãe, o que me deixa muito triste. Mas é dedicado a meu pai, o que me deixa muito feliz.

Também gostaria de deixar um agradecimento especial a Frances, que passou a ser como uma filha para mim desde os 5 minutos de idade. Fran, eu nunca serei seu pai, mas você sempre será minha filha.

Por fim, reservo meus mais profundos e eternos agradecimentos à minha esposa, Debby Applegate, vencedora do Prêmio Pulitzer de 2007 na categoria de biografias por seu livro *The Most Famous Man in America: The Biography of Henry Ward Beecher* e autora de *Madam: The Notorious Life and Times of Polly Adler* (no prelo). Os livros (e artigos) de Debby são tão bons, exemplos tão primorosos de escrita e pensamento, que ela é meu farol de inspiração sempre que estou escrevendo ou pensando. Ela faz as perguntas mais difíceis e apresenta as respostas mais interessantes. Ela literal e literariamente segurou na minha mão ao longo de todo o processo de escrita deste livro e por todas as minhas decisões nos últimos (quase) 35 anos. Pedi Debby em casamento quando ela tinha 17 anos. Levei oito anos para convencê-la. E aqui estamos nós. Debby é minha eterna conselheira, minha maior apoiadora, minha crítica mais severa, minha colaboradora mais próxima, o amor da minha vida, minha melhor amiga, minha amiga mais capaz, minha parceira em todas as coisas, metade da minha alma, dona do meu coração e a pessoa sem a qual eu deixaria de ser. Muito obrigado, meu amor.

SOBRE O AUTOR

Bruce Tulgan é consultor para líderes de negócios do mundo todo e muito requisitado por suas palestras, seminários e serviços de consultoria. Ele é o fundador da RainmakerThinking, uma empresa de pesquisa e treinamento organizacional. Bruce é o autor do best-seller *Não tenha medo de ser chefe*, do clássico *Managing Generation X*, bem como de *Não tenha medo de gerenciar seu chefe*, *Os 27 desafios que todo chefe deve enfrentar*, entre muitos outros livros. Mais de meio milhão de pessoas de mais de quatrocentas organizações participaram da pesquisa de Bruce desde 1993, e seu trabalho foi tema de milhares de artigos ao redor do mundo. Ele tem artigos em inúmeras publicações, incluindo o *New York Times*, *USA Today*, *Harvard Business Review*, *TD*, *Training* e *Human Resources*. Bruce é faixa preta de sexto grau do caratê da linha clássica do okinawense Uechi Ryu, o que faz dele um mestre nesse estilo. Sua esposa, Debby Applegate, venceu o Prêmio Pulitzer de 2007 na categoria de biografias por seu livro *The Most Famous Man in America* e é autora de *Madam* (no prelo). Eles moram juntos em Whitneyville, Connecticut. Você pode entrar em contato com Bruce no Twitter (@brucetulgan) ou pelo e-mail brucet@rainmakerthinking.com.